刘从明 主编

一本书读懂

孙思邈

人命至重，有贵千金，一方济之，德逾于此。

千金方

YI BEN SHU DU DONG
QIAN JIN FANG

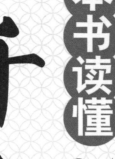

U0264861

 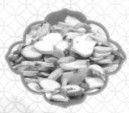 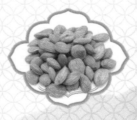 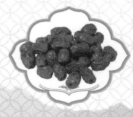

华龄出版社
HUALING PRESS

责任编辑：郑建军

责任印制：李未圻

图书在版编目（CIP）数据

　　一本书读懂千金方 / 刘从明主编 ． -- 北京 ： 华龄
出版社，2021.7

　　ISBN 978-7-5169-1657-5

　　Ⅰ．①一… Ⅱ．①刘… Ⅲ．①《千金方》－普及读物

Ⅳ．① R289.342-49

　　中国版本图书馆 CIP 数据核字（2021）第 123686 号

书　　名：一本书读懂千金方

作　　者：刘从明

出版发行：华龄出版社

地　　址：北京市东城区安定门外大街甲 57 号　　邮　　编：100011

电　　话：010-58122246　　传　　真：010-84049572

网　　址：http://www.hualingpress.com

印　　刷：水印书香（唐山）印刷有限公司

版　　次：2021 年 7 月第 1 版　　2021 年 7 月第 1 次印刷

开　　本：710mm×1000mm　　1/16　　印　　张：14

字　　数：200 千字

定　　价：69.00 元

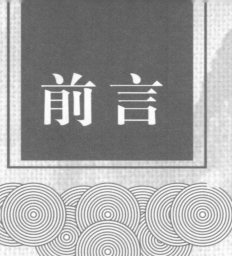

前言

　　《千金方》又称《备急千金要方》，被誉为中国最早的临床百科全书，共 30 卷，是综合性临床医著。唐代道医、医学家孙思邈（约 581～682 年）著，约成书于永徽三年（652 年）。该书集唐代以前诊治经验之大成，对后世医家影响极大。孙思邈认为生命的价值贵于千金，而一个处方能救人于危殆，价值更应胜于此，因而用《千金要方》作为书名，简称《千金方》。

　　《千金方》总结了唐代以前的医学成就，书中首篇所列的《大医精诚》《大医习业》，是中医学伦理学的基础；其妇、儿科专卷的论述，奠定了宋代妇、儿科独立的基础；其治内科病提倡以脏腑寒热虚实为纲，与现代医学按系统分类有相似之处；其中将飞尸鬼疰（类似肺结核病）归入肺脏证治，提出霍乱因饮食而起，以及对附骨疽（骨关节结核）好发部位的描述、消渴（糖尿病）与痈疽关系的记载，均显示了相当高的认识水平；针灸孔穴主治的论述，为针灸治疗提供了准绳，阿是穴的选用、"同身寸"的提倡，对针灸取穴的准确性颇有帮助。因此，《千金要方》素为后世医学家所重视。

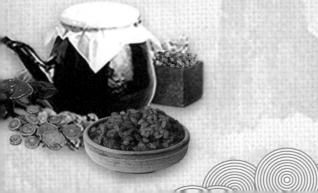

本书由唐代医学巨著《千金要方》改编而成，结合现当代实际生活，将原书中的部分药方用白话进行翻译注释，对原药方进行筛选，使之更适合现代社会的实际需求且具有很强的可操作性。本书筛选药方，多针对现代人常见疾病，实用性强。

　　本书适合中医爱好者及中医临床医生阅读参考。需要指出的是，本书中出现的犀角、穿山甲、羚羊角、龙骨等现在已不再使用或使用其他替代品。另外，书后附有古今剂量换算表，以便读者参考。

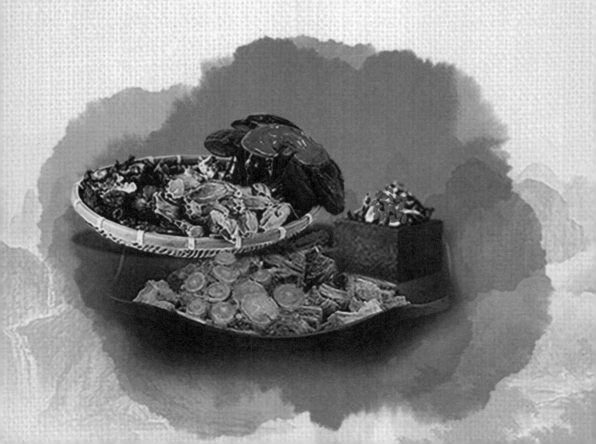

目 录

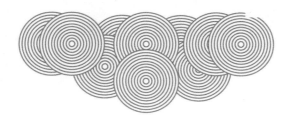

卷四：妇人方（下）

卷五：少小婴孺方（上）

卷六：少小婴孺方（下）

卷七：七窍病

卷八：风毒脚气方

卷九：治诸风方

卷十：伤寒方（上）

卷十一：伤寒方（下）

卷十六：脾脏方

卷十七：胃腑方

卷十八：肺脏方

卷十九：大肠腑方

卷二十：肾脏方

卷二十一：膀胱腑方

附 录

大医习业第一

如果要想成为一个医术高明、品德高尚的医者，就必须熟读《黄帝内经·素问》《黄帝三部针灸甲乙经》《明堂流注》《黄帝针经》等医学巨著，了解十二经脉、五脏六腑、全身表里的穴位等人体生理特征；还要熟读《神农本草经》等药物学专著以及张仲景、王叔和、阮炳、范汪等历代著名医家的著作。此外还应了解禄命学说、阴阳学说、诸家相法以及灼龟五兆、《周易》、六壬占卜法等传统文化。这些都是成为一个品德高尚、医术精湛的医者所必须具备的。如果不认真地研读探究，必定

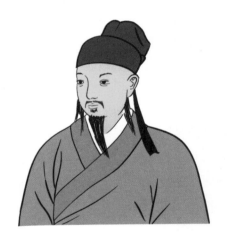

孙思邈像

不能在医学之路上走得很远。除此之外，还须精读《备急千金要方》，探究其中深奥的医理，精诚钻研，才有资格与他人谈论医学之道。

另外，作为一名合格的医者还须博览群书。因为只有阅读《诗经》《尚书》《礼记》《周易》《春秋》这五部儒家经典，才能通晓仁义之道；通读秦汉诸子百家的学说，遇事时才能在心中默察辨识它；翻阅《史记》《汉书》《后汉书》这三部历史著作，才能知道古今的史事；读过《内经》，才知道有慈悲喜舍之德行；读过《老子》《庄子》，才能体会到天地自然运动变化的规律与真理，遇见任何事情时都会受到吉凶的拘束而做出选择；还有金、木、水、火、土五行相生相克的规律以及太阳、月亮与金星、木星、水星、火星、土星的天体运行规律，都需要医者潜心钻研。只有全面学习这些知识，才能帮助医者在医学之路上越走越远。

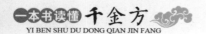

大医精诚第二

　　东晋学者张湛说：医学与药物学，向来都很难精通。五脏六腑的实证与虚证，血脉营卫的畅通与阻塞，只凭耳朵、眼睛的审察是查不出来的，必须先通过诊脉来确定，因为现在的病有的症状各异但内因相同，有的症状相同而内因各异；而且寸口、关、尺各部的脉象都不同，有浮、沉、弦、紧等，腧穴流注的差别也有高、下、浅、深，肌肤筋骨的差异，更有厚、薄、刚、柔。但所有这些只能和用心精细的人说，因为如果理解不了，则容易坏事儿。试想如果五脏六腑是实证却补益它，是虚证而去削损它；本来营卫血脉是通畅的却去疏通它，是壅滞的却再去阻塞它……只会加重患者的病情，甚至导致患者因此而死。愚蠢的人，读了3年的药方，就敢说自己能治天下所有的病；治了3年病之后，却发现天下原来并没有现成的药方。所以学医的人不能只凭道听途说，就说已穷尽医家道理而贻误自己，必须广博极致地研究医学的道理，精细勤谨而不倦怠。

　　德艺双馨的医生淡泊名利，心怀恻隐之心，立誓解除所有患者的痛苦。如果有患者来求救，不管富贵贫贱、老幼美丑，或与自己有无恩怨，或聪明与否，都不会思前想后，考虑吉凶祸福，而会像自己亲人一样同等对待，而且把患者的痛苦烦恼都看作是自己的，全心全意地去救治他们。只有做到这样才可称为救命之医，反之则是害人之贼。为了自己的生存而忽视别人的生命，离生命的真理则差得更远了。编者所译的这本《千金方》，不用有生命的动物作为药物的原因也在

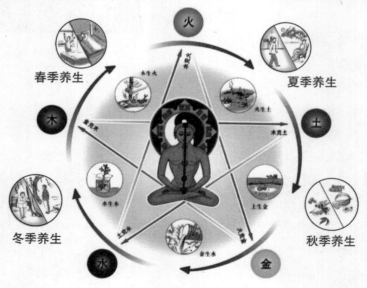

于此。当然蛇虫、水蛭等，拿来用作药物只因在出售前就已经先死了，所以不包括在这一范围之内。对于鸡蛋，由于鸡雏尚未成形而处于混沌未分的状态，所以也在一些特殊的情况下，不得已而用之。我的志向是：为医者应当对患疮痍、下痢、污臭秽恶得不可入目的患者，能够不起一丝蒂芥之意，有怜悯抚恤之心。

德艺双馨的医生，常要澄净心神、心胸宽广，如大海一样容纳万物。诊病时，须专注、详细地审察患者的形体状况，进而判定下处方或用针灸，一点儿差错也不能出。速效治病虽好，也须就事而论，须周密审察和深入思考，不能在患者的性命上掉以轻心，更不能以此博取名誉！另外，到了患者家里，不左右顾盼满目的绮罗；不痴迷所喜好的音乐；不一味地只顾吃美食；不只盯着陈列的美酒。医生治病时，不能调笑，不能戏谑喧哗。因为患者时时刻刻在遭受痛苦，满屋子的人都可能因此而快乐不起来。如果医生安然享乐、悠然自得，偶然治愈了一个患者，就摆出一副自以为是的样子，自我吹嘘。这是非常耻辱的事，高尚品德的医者绝不能这样做。

老子说：不管阳世还是阴间，都是善有善报、恶有恶报。所以医生想在一生中多福多寿，就应当有救苦之心，而不能一心只为挣取钱财。不能因为患者家里富裕，就开珍稀的药材，使他难以求到，以此来自我炫耀，这不符合忠诚宽厚的道德。我心里想着救人济物，所以论述得有些烦琐，希望学医的人，不要因为我言语的粗俗而感到耻辱。

治病略例第三

"五行生万物"，人的五脏秉承了五行的特性；人体的经络与腧穴，是人体阴阳汇通之处，阴阳二气的变化玄妙无穷无尽。现在的医生，大多修习的是自己的家传技艺，总有因循守旧的弊病，都想仅凭自己一点浅陋的知识来判别患者的生死。察病问疾时，只对自己的口才是否灵活比较注意，仅用非常短暂的时间与患者面对面地交流，就开处方下药；摸脉时浅尝辄止，但又不能判断出患者的死期；对于明堂、阙庭也只是如管中窥豹一般略知一二，这些都是作为医者的大戒。自古以来同业的医生们都相轻相害，例如秦国太医令李醯害死扁鹊一事。这样的例子不胜枚举，所以有时患者宁愿顺应自然的发展，也不愿做愚医互相嫉妒下的牺牲品。

各种疾病的病根，有中恶霍乱、大腹水肿、中风伤寒、寒热温疟、咳逆呕吐、奔豚上气、肠癖下痢、黄疸消渴、积食不化、大小便不通、恶性流行传染病、惊邪癫痫、喉痹齿痛、鬼疰、痈肿恶疮、耳聋目盲、金疮踒折、痔瘘瘤瘿，女子带下崩中、血闭阴蚀，男子五劳七伤、虚乏瘦弱，以及虫蛇蛊毒所伤，都是各种疾病的病根。除了要关注这些大略的宗兆，其间的细微性的变动也不能忽视。有伤饱房劳、冷热劳损、忧患怵惕、惊悸恐惧；还有产乳堕胎、堕下瘀血；又有为求房事快乐而贪服五石药物的。这些都是疾病的根源，可以衍生出各种枝叶性的症状，因此一定要了解病的本与末。男人由各种阳气汇聚而成，如果过度地性交和泄精，就会出现劳损类的疾病，但治疗起来要比女人的病症容易10倍。多数女人十四岁以后就有月经来潮，月经来时，如果与风、冷、湿、热这些四季之病相交缠，医生察明病情，要防止使用与治疗相违的药物而徒增困扰。用药也

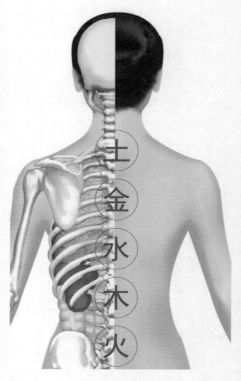

要与患者的生长环境相适宜，对于居住在江南岭外的人，因其地暑热多湿，造成人的肌肤脆薄，腠理开疏，所以用药宜轻宜少；对于居住在关中河北的人，因其土地刚硬干燥，人的皮肤坚硬，腠理闭塞，所以用药宜重宜多。现在有的身体强健的年轻人，不避风湿禁忌，暴竭精液，对于这样的人即使患的是小病，也不能轻易地就使用猛药使其下泻，因为一旦过度就会导致其精液枯竭，气血壅滞，从而卧床不起，需要经年累月地治疗才能够痊愈。年龄较大且长期患病的患者，不一定要服完整剂的药，只要通利的汤药已经起到了通利的作用就可停止服药，其病源可与其他的病一起治疗；患者稍有气力能够服完整剂量时，医者可区别对待。对于患者的病源必须服用通利的汤药才能祛除的，服用汤药后，还应经常用丸散药来辅助康复。

凡是服用通利的汤药能治愈的病，以后就不适合再服用进补的汤药，否则容易导致病情的复发。重复治疗会对患者造成伤害。病刚痊愈，气力还没有恢复，只要削减其病的滋长就可以了。需服药的，应当用性味平和的药物来冲和。对于长期患病但能够行走、气力不衰的患者，如果要用丸散药来滋补身体，需要先服

通利的汤药来泻除胸腹中壅积的痰实。极度虚劳而应服汤药进补的患者，汤药最多不过三剂。所以，如果是虚证，用补益；如果是实证，则泻下。

人是天地之内、阴阳之中最为高贵的。人体刚刚形成时，真精最早生成，从而脑髓生成；人的头是圆的，仿效于天；人的脚近乎方的，仿效于地；六腑与六律相应；五脏与五星相应，而以心为中极。双眼与日月对应，大肠一丈二尺的长度，与十二时辰相应；小肠二丈四尺的长度，与二十四节气相应；全身三百六十五条经络，与一年的三百六十五日相应；人的九窍，与九州相应。自然规律有刑罚与奖励，人的心理有爱与憎；自然规律有寒暑季节，人体有虚证与实证；月份有大小，人的身体有高与矮；自然界有阴与阳，人的性别分男与女；所以如果吃五谷不能适宜，冷热咸苦也相触犯，各种不适共同侵犯身体，时间长了便会出现疾病的症状。张仲景说：如果想要运用汤药与针灸来治疗疾病，必须精通十二经脉、三百六十孔穴、营卫之气的运行规律、病位的所在、适宜的治病方法等，都必须精通。

古代最高明的医生，通过观察患者的面色来诊病，色脉与形体须调和，如果是赤色向青色过渡，这样的患者能够回生，相反的就会死亡。中等的医生，通过听患者的声音来诊病，人体内的声音与宫、商、角、徵、羽这五音相合。如果从心脏位置听到水声，病症为惊悸烦闷；从肝脏听到金声，按照金克木的五行之说，应为肺肾病；脾属土，负责摄取全身所需的食物养分，健康的人是听不到土音的，只有人死时土音才归于脾。五音不及，则九窍不通；五音太过，则四肢不举。在古代，下等的医生是通过诊察患者的脉象来获知患者病的缘由与转移变化的，掌握四季气候的顺与逆，以及其相生相害的关系，来审知脏腑的精微。

诊候第四

治病第一要找病根，诊察病的关键和原理。如果五脏六腑没有衰竭，血脉精神没有散乱，服药后必定能活；如果病已生成，服药后可治愈一半；如果病势已危，服药也难以保全性命。

诊病最好在天刚亮时，精细地审察患者的脉象，就可知道病状的逆与顺。因为此时阴气未动，阳气未散，没有进饮食，络脉调和均匀，气血没有错乱，此时可深察三部九候而明白地告诉患者。所谓三部指寸口的寸、关、尺，也可以说上部为天，指肺；中部为人，指脾；下部为地，指肾。而九候则是人体上、中、下三部，每一部天、地、人三候的合称。上部中，"天候"，指主管头角部位气的两颊动脉，即太阳穴；"地候"，指主管口齿部位气的两颊动脉，即地仓穴；"人候"，

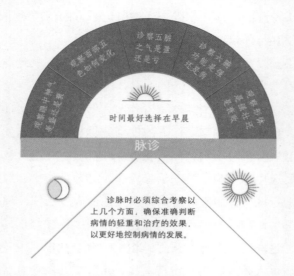

诊脉是中医治疗疾病过程中一项重要内容。古人对脉诊的时间选择很重视，并且诊脉要与望色、观察人的外在形体等结合起来综合考察，以确保对疾病做出正确的判断。

脉诊的要点

诊察五脏之气是盈还是亏

诊察六腑功能是强壮还是虚弱

观察人的五色如何变化

观察形体是强壮还是羸弱

观察阴阳中神气是盛还是衰

时间最好选择在早晨

脉诊

诊脉时必须综合考察以上几个方面，确保准确判断病情的轻重和治疗的效果，以更好地控制病情的发展。

指主管耳目部位气的耳前动脉，即耳门穴。在中部，"天候"，指属肺气的手太阴肺经；"地候"，指属胸中之气的手阳明大肠经；"人候"，指属心气的手少阴心经。于下部，"天候"，指属肝气的足厥阴肝经；"地候"，指属肾气的足少阴肾经；"人候"，指属脾气的足太阴脾经。这里的三部包含了以下几种含义：脏部、上部、下部；身体之上、中、下；面部之上、中、下；手脉之寸、关、尺。那些形体亢盛而脉象细微，吸入的气稀少而供应不足的患者，会死亡；形体瘦弱而脉象大、胸中多气的也会死亡。形体与气息相合的患者能够存活，错杂无绪不协调的会生病，三部九候脉象都错乱的会死亡。那些庸医不能通晓三部九候及四季的规律，有的用错了汤药，针灸不合乎法度，只依照古方治病，更加增多了其他疾病，以至于患者死亡。想起这些，真是悲哀啊！他们一半是冤枉死的，这就是因为世上没有良医为他们解除痛苦。经书上说：地、水、火、风，和匀而成人。凡是人的火气不调，则全身蒸热；风气不调，则全身僵直，所有的毛孔都闭塞；水气不调，则身体浮肿，气满喘粗；土气不调，则四肢僵硬，说话时发不出音。没有火气，身体就发冷；风气停止，人的呼吸就会断绝；水气枯竭，就没有血；土气散失，则身体分裂。但是庸医不深思脉理，违反脉理来治病，使五脏中的五行互相克制削弱，简直就像往炽燃的火焰上重重地加油，这不能不谨慎。凡是地、水、火、风四气合德，则四神安详平和；其中一气不调，则会生病；四神一起妄动，则会百病齐生。只有一神妄动引起的病萌发时，可不治自愈；两神妄动引起的病同时发作时，须经过治疗而后能痊愈；三神妄动引起的病，即使治疗也难以痊愈；四神妄动引起的病，就只有死亡而难以救治了。

张仲景说：在治疗各种疾病之前，应当先用汤药荡涤五脏六腑，使百脉疏通，阴阳有序，枯焦的部位得到润泽，皮肤悦泽，气血增益；因为水能净化万物，所以用汤药。如果四肢已经得病很久，再次因风冷而发作，则应当用散药，因为散药能驱逐邪气。对于风气湿痹在表里移走，居无定处者，也应当用散药来平定它。其次应当用丸药，因为丸药能驱逐风冷，破除积聚，消释各种坚癖，增进饮食，调和营卫。如果能综合汤、丸、散而用，可以称得上是高明的医生。所以说：行医，就在于用心。不须出汗而强迫患者发汗的，患者丧失了津液，就会因津液枯竭而死；需要发汗而不让患者出汗的，使周身毛孔闭塞，也会使患者闷绝而死；不须下泻而强迫患者下泻的，会使患者开肠洞泄，无法止住而死；需要下泻而不让患者下泻的，会使患者胀满烦乱，浮肿而死；须灸灼的而不给患者灸灼，会使患者冷结重凝，时间一久则更加密固，当其气上逆冲心，而没有消散的地方，就会病笃而死。

黄帝问道："淫邪之气流散充溢怎么办？"岐伯回答："各种有害身心健康的因素，从外入内，而没有固定的处所，就流散到五脏，与营卫同行，与魂魄一齐飞扬，使人睡卧不得安宁而多梦。凡是邪气侵蚀到六腑，就有外有余而内不足；凡是邪气侵蚀到五脏，就有内有余而外不足。"黄帝问道："这有余与不足各有什么表现呢？"岐伯回答："阳气盛，就会梦见赴大火之中而被焚烧；阴气盛，就会梦见涉渡大水，惊恐万状；阴气阳气都旺盛，就会梦见互相厮杀。下部气盛，就会梦见向下坠落；上部气盛，就会梦见向上飞扬。心气盛就会梦见嬉笑；肝气盛就会梦见自己发怒；脾气盛就会梦见唱歌欢乐；肺气盛就会梦见自己哭泣；肾气盛就会梦见腰脊向两边分开。凡是这十二盛发生时采取泻下的治法，立即就能治愈。如果其气逆行，侵驻于心，就会梦见烟火；气逆侵驻于肺，就会梦见向上飞扬；气逆侵驻于肝，就会梦见山林树木；气逆侵驻于脾，就梦见丘陵深潭，以及在风雨中倒塌的墙壁；气逆侵驻于肾，就会梦见没入水中；气逆侵驻于胃，就会梦见饮食；气逆侵驻于大肠，就会梦见田野；气逆侵驻于小肠，就会梦见有人的街道；气逆侵驻于胆，就会梦见与人相打斗；气逆侵驻于生殖器，就会梦见交合；气逆侵驻于颈项，就会梦见斩首；气逆侵驻于胻，就会梦见行走而不能前进；气逆侵驻于大腿，就会梦见跪拜；气逆侵驻于膀胱，就会梦见小便。凡是这十五

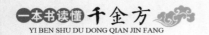

种不足的情况发生时，就采取补益的治法，立即就能治愈。医者必须铭记于心。"

《史记》记载：有六种患者是无法救治的：骄纵恣肆不讲道理；轻视身体而看重钱财；吃饭穿衣都不能协调；阴阳混杂，五脏之气不能定位；身体瘦弱不能服药；信任巫婆而不信医生。只要脉候还存在，身体与面色还没有发生大的改变，病邪还没有侵入腠理，这时如能及时用针用药，能好好地自己将息调理，那么病就一定有治愈的可能。

处方第五

医者在治病时，热证用寒药来治疗；寒证用热药来治疗；风湿用风湿药来治疗；不消化用吐下的药来治疗；痈肿疮瘤用疮瘤药来治疗；鬼疰、蛊毒等传染病用蛊毒药来治疗；风、劳、气、冷等病症，都应对症下药。雷公说：在质地与性味上，药有甘、苦、轻、重的区别，分为三品；证候有新、久、寒、温的差异，分三个阶段。治疗风病的方法在于重、热、腻、滑、咸、酸、石药、饮食等；治疗热证的方法在于轻、冷、粗、涩、甘、苦、草药、饮食等；治疗冷病的方法在于轻、热、辛、苦、淡、木药、饮食等。这个大纲只是简略地介绍了其源流，其余的还要针对具体病情，具体审察、分析，灵活运用，而这也是用药的概要。

《药对》中记载：许多疾病的积聚，都是虚亏所引起的，身体一旦虚亏就会使百病滋生。积，指的是五脏积累；聚，指的是五脏会聚。对于虚亏的患者，医者不仅应该遵从旧方的治疗方法，而且要视病情的具体情况，在旧方的基础上灵活增减。古时候的良医都是自己采药，仔细审察药物的药性及其分类，按照时节来采收。如果采早了，药势尚未生成；采晚了，其盛势已过。现在的医生肤浅糊涂，他们并不亲自采药，即使采药也不按照节气，不顾药性的差别和分量多少，这样采来的药用在治疗上，根本达不到治愈的效果。

下面根据药物的寒热属性，来说一下旧方当中增损所针对的疾病。对患者而言，有虚劳头痛发热症状的，可在方中加入葳蕤、枸杞子；有虚而想吐或不安症状的，可在方中加入人参；有虚而劳损的，可在方中加入石钟乳、棘刺、肉苁蓉、巴戟天；有虚而大热症状的，可在方中加入黄芩、天冬；有虚而健忘症状的，可在方中加入茯神、远志；有虚而多梦症状的，可在方中加入龙骨；有虚而多热症状的，可在方中加入地黄、牡蛎、地肤子、甘草；有虚而发冷症状的，可在方中加入当归、川芎、干姜；有虚而惊悸不安症状的，可在方中加入龙齿、紫石英、沙参、小草。发冷，用紫石英与小草；有热邪侵入，用沙参与龙齿；不冷不热则不用。有虚而小肠不泄利症状的，在方中加入茯苓、泽泻；有虚而小便呈白色症状的，在方中加入厚朴；有虚而多冷症状的，在方中加入桂心、吴茱萸、附子、乌头；有虚而小便呈赤色症状的，在方中加入黄芩；虚而有热邪侵入的，在方中加入地骨皮、黄芪；有虚而口干症状的，在方中加入麦冬、知母；有虚而气息缓弱症状的，在方中加入胡麻、覆盆子、柏子仁；有虚而多气兼微咳症状的，在方中加入五味子、大枣；有虚而身体僵直、腰中部不灵活症状的，在方中加入磁石、杜仲；对于虚而发冷的患者，用陇西黄芪；有虚而生痰、复有气症状的，在方中加入生姜、半夏、枳实；有虚而小肠泄痢症状的，在方中加入桑螵蛸、龙骨、鸡内金。以上药物我并没有亲自使用过，只是对应病情再根据药物的分类与冷热属性，暂时添加在这里，医生可依此用药入处方。

用药第六

根据《神农本草经》所记载，中药分为上、中、下三品。上品药 120 种，为君，主养命以应天；此中所记载的中药均无毒，可多服、久服，且不伤人；有轻身、益气、不老、延年的功效。中品药 120 种，为臣，主养性以应人；此中所记载的中药，有有毒的，也有无毒的，在使用当中斟酌其宜；有遏病、补虚羸的功效。

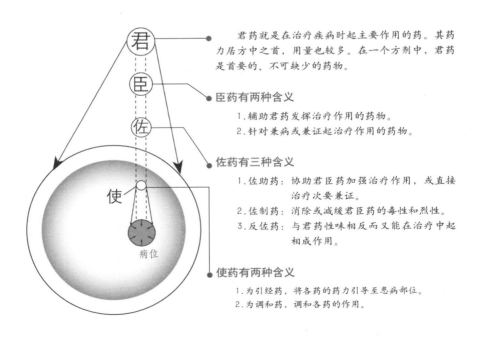

君药就是在治疗疾病时起主要作用的药。其药力居方中之首，用量也较多。在一个方剂中，君药是首要的、不可缺少的药物。

臣药有两种含义
1. 辅助君药发挥治疗作用的药物。
2. 针对兼病或兼证起治疗作用的药物。

佐药有三种含义
1. 佐助药：协助君臣药加强治疗作用，或直接治疗次要兼证。
2. 佐制药：消除或减缓君臣药的毒性和烈性。
3. 反佐药：与君药性味相反而又能在治疗中起相成作用。

使药有两种含义
1. 为引经药，将各药的药力引导至患病部位。
2. 为调和药，调和各药的作用。

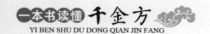

下品药 125 种，为佐使，主要功能是治病，以应地德；此中所记载的中药，大多有毒，不可久服；有除寒热邪气，破积聚、愈疾的功效。上、中、下三品药共计药物 365 种，对应三百六十五度，每一度对应一天，而成为一年。将这个数字翻一倍为七百三十。

凡中药之间都有君、臣、佐、使之分，以相互宣散与收摄，合用在一起，宜用一君、二臣、三佐、五使，也可以是一君、三臣、九佐使等。用药又有阴阳配合的说法，子、母、兄、弟，根、茎、花、实，草、石、骨、肉。药物之间，有单行的，有相须的，有相使的，有相畏的，有相恶的，有相反的，有相杀的，这七种关系，在调和方中诸药的时候，应该视药物在方中意义而定。用相须、相使关系的药物治疗效果比较好，不能用相恶、相反关系的药物。如果药物有毒，应该炮制后再使用，炮制时可用相畏、相杀的药物，不然不能在方中使用。中药有酸、咸、甘、苦、辛五味，又有寒、热、温、凉四气，及有毒、无毒、阴干、曝干、采造时月、生熟、土地所出、真伪、新陈等区别，都应该按照一定的方法来使用。

求子第一

　　因为妇女有胎妊、生产和经带这些与男子不同的特殊情况，所以妇女与男子用药也不同，而且妇女的疾病比男子的疾病难治 10 倍。经中说：众阴会聚于一身的妇女，常常与湿相联系，14 岁以后，阴气就浮溢于外，加上百般烦心，则外损容颜，内伤五脏，而且月经开始去留，如果前后时间交错，还会出现瘀血凝结、停顿，使中道断绝，其中受到伤害而堕下的情况，不能一一列举。然而，五脏虚实交错，恶血内漏，气脉因损伤而枯竭，加上有时饮食没有节制，受到多种损伤；有时在悬厕上大小便，风从阴部吹入；有时疮痍未痊愈而又行房事，于是就形成了 12 种痼疾，所以妇女应有另外的处方。

　　如果怀孕时患的病，就应该避免使用有损胎气的药了。如果是由于虚实冷热、四时节气而形成的杂病，则与男性相同，这些病散见于各卷之中。然而，女人的嗜欲比男人多，感染疾病的机会也就更多，加上根深蒂固的慈恋、嫉妒、爱憎、忧愤这些情绪，形成疾病的病根更深，所以较难治愈。因此善于养生的人，需让子女精通明白这三卷《妇人方》，这样即使是在仓促的时刻，也不必忧虑害怕。四德，是女子立身的根本。生育，是妇女生命中的首要任务。只有通晓这些道理，才能够免除夭亡。像古代那些保育、辅导富贵人家子女的老妇老翁，大多也学习这些道理。抄写一本，随身携带，以备不时之需。

　　人的本性都希望自己贤能而且没有疾病，但对于学问往往随性逐物，虚度光阴，不肯专心一致地探求至理，在事业上堕落。圣人的教义讲解得很完备，结婚生子，本是人伦的根本，国家教化的基础。但如今那些希望自己贤能并且疾病不沾身的人都不明白，事情来临的时候，都昏昏然如同愚人，只是徒有虚名而已。下面所叙述的生子的方法，后人要谨记，尤其是有上述情况的人，以备所需。

白薇丸

助孕。

【组　方】　白薇、防风、人参、细辛、秦椒、白蔹（一说白芷）、牛膝、秦艽、桂心、沙参、芍药、芫荑、五味子、白僵蚕、牡丹皮、蛴螬各一两，柏子仁、干姜、干漆、卷柏、附子、川芎各二十铢，紫石英、桃仁各一两半，生地黄、石钟乳、白石英各二两，鼠妇半两，水蛭、虻虫各十五枚，吴茱萸十八铢，麻布一尺，烧。

【用法用量】　以上三十二味药研为粉末，用蜜调和成梧桐子大小的丸，每天两次，每次用酒送服下十五丸，渐渐加到三十丸，至泻下恶物，稍微感到有异样即停服。

吉祥丸

治妇女多年不孕。

【组　方】　天麻一两，覆盆子一升，五味子、桃花、白术各二两，柳絮一两，川芎二两，牡丹皮一两，菟丝子、楮实子各一升，桃仁一百枚，茯苓、生地黄、桂心各一两。

【用法用量】　以上十四味药研为粉末，用蜜调和成豆大的丸，每次空腹用酒送服下五丸，中午和晚上各一服。

灸法

妇人绝子：灸然谷穴五十壮，此穴在足内侧缘，足舟骨粗隆下方，赤白肉际。

妇女绝嗣后不能生育：灸气门穴，此穴在关元穴旁三寸处，灸一百壮。

妇女子宫阻塞，不能受精，疼痛：灸胞门穴五十壮。

妇人绝后不生育，胞门闭塞：灸关元穴三十壮，重复灸。

妇女绝嗣不能生育，漏赤白带：灸泉门（即泉阴穴）十壮，重复三次，此穴位在横骨当阴上际。

妇人怀孕而不成功，如果腹痛、堕落、漏见红：灸胞门穴五十壮，胞门穴在关元穴左边二寸的地方，右边二寸的地方叫子户。

大黄丸

治各种带下病导致的无子。服药十天后就会使人下血，二十天就会泄下长虫及阴部流出清黄汁，三十天就会除去疾病，五十天就使人长得肥白。

【组　方】 大黄破如米豆（熬黑），柴胡、朴硝各一升，川芎五两，蜀椒二两，干姜一升，茯苓一枚（如鸡蛋大）。

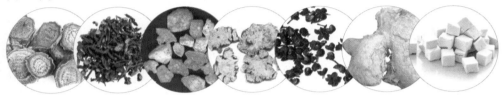

【用法用量】 以上七味药研为粉末，用蜜调和成梧桐子大小的药丸。饭前用米汤送服七丸，逐渐增加到十丸，直至显药效为止，五天就会稍有好转。

妊娠恶阻第二

从妇人平而虚的脉象，即可辨明是否有妊娠。医经中说：血气调和，男女精气相结合。尺部脉搏动在指下，大于寸口脉，阴阳两部位的脉有显著差别，是妇人受孕的脉象，因而叫有子。少阴脉属心，心主血脉。妊娠的征象即诊得妇人的手少阴脉搏动很剧烈。

肾又叫作胞门、子户，胞门是子宫颈口；子户是妇女前阴部。从尺部可切得肾脉。如果尺部的脉象按起来没有断绝，三部脉沉浮相等，按起来没有断绝的，都是妊娠的脉象。妊娠刚开始时，寸部脉象微而小，一次呼吸心跳五次；妊娠三个月时，尺部脉象数……另外，妇女有妊娠时，如果她的丈夫右边乳房有核的，怀的是女孩儿；左边乳房有核的则是男孩儿。妊娠即将临产时，脉象如果只是与平时不一样，是一切正常；如果表现为浮脉，引起腰脊疼痛，可能在当天就生产。又说孕妇的脉象与平时表现得不一样，如果半夜时觉得腹痛，则第二天就会生产。

但凡身体虚瘦弱，肾气虚弱，血气又不足，或者饮用冷水太多、当风，心下有痰饮的妇女，如果将怀孕必易患阻病。所谓将有妊娠，是说妇人的月经仍然在来，颜色肌肤并无异样，不思饮食，只是全身沉重、昏闷，脉理顺时平和，又如果效果不好病患之所在。像这样月经在两个月后便会停掉，开始结胎。得阻病即是说患者心中烦乱不安，头重眼花，四肢沉重，软弱得不能抬举，恶食而不喜欢闻到饮食的气味，只想吃酸、咸的果子，少起多睡，往往达三四个月甚至以上，剧烈呕逆，不能做任何事情。原因在于经血闭塞，水积于五脏，使脏气不能宣通，因此心中烦闷不安，气逆而形成呕吐。经络阻塞不畅，血脉不通，就会四肢沉重无力，如果同时受了风邪就会头昏目眩。一旦出现这种症状，适宜服半夏茯苓汤，数剂后服用茯苓丸，消除痰饮，就可以饮食了。能够饮食，使气盛体强，足够养胎，母体就健康。古今有数十种治疗恶阻病的处方，大多不问冷、热、虚、实、年少、年长，差点病死的人多被这个处方救活。

半夏茯苓汤

治疗妊娠恶阻，心中昏闷，空烦呕吐，恶闻饮食的气味，四肢和全身关节疼痛沉重，头昏重，少起多睡，恶寒，出汗，极度黄瘦、疲倦。

【组　方】　生地黄、茯苓各十八铢，半夏三十铢，人参、芍药、橘皮、细辛、川芎、旋覆花、桔梗、甘草各十二铢，生姜三十铢。

【用法用量】　以上十二味药分别捣碎，加一斗水熬成三升药液，分成三次服。如果患恶阻病，积有一月多未治愈，以及服药冷热失候，客热烦渴等病变，口中生疮的，去橘皮、细辛，加前胡、知母各十二铢；如遇冷下痢的，去生地黄，加入桂心十二铢，如果食量减小，胃中虚恚，生热，大便不通，小便赤少的，适宜加大黄十八铢，去地黄，加黄芩六铢。其余的依方服一剂，取下后，根据气力及冷热情况减少或增加，处方调定，再服一剂，紧接着服茯苓丸，使患者能够饮食，身体便能够强健。忌滑物、油腻、生冷、菘菜、苦酒、海藻等物。

青竹茹汤

治疗妊娠恶阻，呕吐，不下食方。

【组　方】　半夏三十铢，青竹茹、橘皮各十八铢，茯苓、生姜各一两。

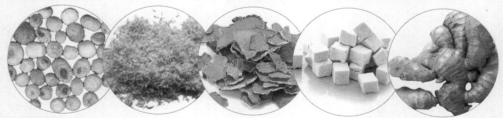

【用法用量】　以上五味药分别研细，用六升水煎取二升半，分成三次服。不愈再频频饮用。

养胎第三

旧时说但凡怀孕三个月，因为胎儿秉质尚未确定，所以会随事物变化，去观看犀牛、大象、猛兽等，就会有一个刚猛的孩子；想要一个盛德大师、贤人君子一样的孩子，就去观看钟鼓、宴客、祭祀用的礼器、军旅等陈设；口中朗诵古今箴言以及诗书，焚烧名香，居处在安静、简朴的地方，不吃割得不正的肉，不坐摆得不正的席，弹琴瑟，调节心神，平和性情，节制嗜欲，凡事清净，这样就会生下很好的孩子，能够长寿没有疾病而且仁义聪慧、忠诚孝顺，这大概就是文王胎教吧。

从刚刚怀孕到即将生产，饮食起居都应有所禁忌，因为孩子在胎儿期间，阴阳还未具备，日月尚未满，骨节及五脏六腑都未形成。所以在妊娠期间，吃骡肉，会造成孕妇难产；吃兔肉、狗肉，会使孩子无声音、耳聋并成缺嘴，吃羊肝会使孩子多厄运；吃山羊肉，会使孩子多病；吃驴马肉，孩子会延长月份娩出；吃鸡蛋及干鲤鱼，会使孩子多疮；吃鸡肉、糯米，会使孩子长寸白虫；吃桑葚及鸭子，会使孩子倒出、心寒；吃鳖，使孩子颈项短；吃冰浆，会造成绝胎。

以下就为妊娠妇女介绍一些养胎方。

补胎汤方

妊娠一月时受到了伤害，应预服此方。

【组　方】　生地黄、白术各三两，细辛一两，生姜四两，乌梅一升，大麦、吴茱萸各五合，防风二两。

【用法用量】　以上八味药分别研细，用七升水，煮取两升半，饭前分成三次服。热多口渴的人，去除细辛、吴茱萸，加天花粉二两；体内寒多的人，细辛、吴茱萸加倍用。患者心绪不宁，去除大麦，加入柏子仁三合。一方有人参一两。

黄连汤方

怀孕两个月时受到伤害的，应当预服此方。

【组　方】　黄连、人参各一两，生姜三两，吴茱萸五合，生地黄五两（一方用阿胶）。

【用法用量】　以上五味药分别切细，加七升酢浆，煎取三升，分四次服，白天三次，夜间一次，十天二换。如果感到内心很不安，加乌梅一升。加乌梅的药，就直接用水不用浆。一方可用当归半两。

雄鸡汤方

妊娠第三个月为胎儿定形之时，有寒的人大便是青色的，有热的人小便艰难，不是黄就是赤，忽然忧愁、惊恐、发怒，容易困顿跌倒，惊动经脉，脐周疼痛，或腰背疼，腹胀满，忽有下坠感，此时服用本方。

【组　　方】　雄鸡一只，黄芩、白术各一两，人参、茯苓、甘草、阿胶各二两，大枣十二枚，麦冬五合，芍药四两，生姜一两。

【用法用量】　以上十一味药分别切细，用一斗五升水煮鸡，煮到水减半，取出鸡加入药再煮取一半，加入清酒三升和阿胶，煎到三升，一日分三次服完，睡在温暖之处。一方不用黄芩、生姜，用当归、川芎各二两。

杏仁汤方

如果曾伤七月胎者，当预服此方。

【组　　方】　杏仁、甘草各二两，紫菀一两，石钟乳、干姜各二两，麦冬、吴茱萸各一升，粳米、五味子各五合。

【用法用量】　以上九味药分别切细，用水八升，煎取三升半，分四服，日三晚一，中间进食，七日服一剂。

妊娠诸病第四

第一　胎动及数堕胎

治疗妊娠从两三个月到八九个月。腰痛，胎动不安，症状已有所表现。

【组　　方】　阿胶、艾叶、川芎（《肘后》不用）、当归各三两，甘草一两。

【用法用量】　以上五味药分别研细，加水八升煎取三升，去渣，使阿胶完全融溶，分成三次服，每天三次。

治疗妊娠胎动，口噤唇闭，昼夜呼叫，以及下重痢不停。

将艾叶研细，用五升好酒煎取四升，去渣，再煎取一升服下。口紧闭的，把嘴巴撬开，将药灌下后就痊愈了。也可以治妊娠腰痛及发热的病。还可治妊娠忽然下血。

旋覆花汤

妊娠六七个月，胎动不安，常服此方。

【组　方】　旋覆花一两，芍药、半夏、生姜各二两，白术、黄芩、厚朴、茯苓、枳实各三两。

【用法用量】　以上九味药分别研细，用水一斗煎取二升半，白天三次饭前服，夜间两次，共五次。

治妊娠数次堕胎方

取赤小豆研末，每天两次用酒送服方寸匕。也治妊娠已有数月，而月经仍然再来的。在妊娠三个月时，又有一种方法，灸膝下一寸处，七壮。

第二　漏胞

妊娠后月经仍然如平常一样来，这叫漏胞，胞干便会死，用此药方。

生地黄半斤研细，用清酒二升煮三沸，绞去渣，能够多服最好，不定时服用。姚大夫加一只黄雌鸡，如平常吃法治。崔氏取鸡血和在药中服下。

第三　子烦

子烦即治妊娠期间常常觉得烦闷，用竹沥汤方。

竹沥汤

治妊娠心烦。

【组　方】　竹沥一升，茯苓四两，黄芩、防己、麦冬各三两。

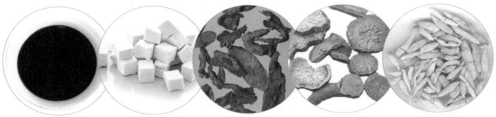

【用法用量】　将上药放入四升水中煎煮，煮至二升即可。一日三次，不愈再做一剂。

第四　心腹腰痛及胀满

治疗妊娠期间腹中疼痛方。

生地黄三斤，捣碎绞取汁，用清酒一升合在一起煎到一半，一次服下。

治疗妊娠忽然觉得心腹疼痛方。

将盐炒至极热，用三指取一撮用酒送服下，病即痊愈。

治疗妊娠中恶阻，心腹疼痛方。

新生鸡蛋两枚，弄破后放在杯中，用糯米粉调和成粥状，一次服下。也可治妊娠胎动不安，或胎转抢心，或只是腰痛，或者流血不止。

治疗妊娠时心痛方。

青竹皮一升，用二升酒煮两三沸，一次较快地将药物服完。

第五　伤寒

治疗妊娠期间伤寒，发热，头痛，肢节烦疼方。

【组　　方】　石膏八两，大青、黄芩各三两，栀子、前胡、知母各四两，葱白（切）一升。

【用法用量】　将以上七味药分别研细，用七升水煎取二升半，去渣，分成五次服，共服两帖，每次间隔如人走了七八里路的时间。

治疗妊娠期间患伤寒方。

【组　　方】　葱白十茎，生姜（切）二两。

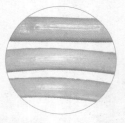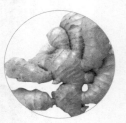

【用法用量】　以上两味药，加三升水煎取一升半，一次服下取汗。

治疗妊娠期间壮热，头痛，心中烦乱、呕吐，不能下食方。

【组　　方】　青竹茹三两，生芦根一升，知母四两，粳米五合。

【用法用量】　以上四味药分别研细，用水五升煎取二升半，慢慢饮下，饮完再做，直到病愈为止。

治疗妊娠期间发热方。

【组　　方】　豆豉二升，葱白五两。

【用法用量】　以上两味药，用六升水煎取二升分两次服，再取汗。

治疗妊娠期间受风，寒热发作，腹中绞痛，不可以用针灸。

鲫鱼一头，烧成灰，捣为末，用酒送服方寸匕。取汗为宜。

治大热烦闷方。

葛根汁二升，分三次服。每次相隔如人走五里路的时间。

第六　疟疾

治疗妊娠期间患疟疾。

【组　　方】　黄芩三两，恒山二两，甘草一两，石膏八两，乌梅十四枚。

【用法用量】　以上五味药分别研细，用水、酒各一升半合浸药一夜后，煮药三四沸，去渣，分另用六合、四合、二合，分三次服用。

第七　下血

治疗妊娠期间忽然下血数升，胎燥不动。

【组　　方】　生地黄四两，榆白皮二两，当归、生姜各二两，葵子一升（《肘后》不用）。

【用法用量】　以上五味药分别研细，用五升水煎取二升半分三次服，不愈再作一剂服下，效果更好。

胶艾汤

妊娠从两三个月到七八个月，孕妇忽然失去依靠而跌倒，孕妇受到损伤，胎动不安，腰腹疼痛得快要死了，以及胎儿向上顶撞心下，气短，这种情况用胶艾汤方。

【组　　方】　阿胶二两，艾叶三两，生地黄四两，芍药、甘草、川芎、当归各二两。

【用法用量】　以上后六味药分别研细，用三升酒、五升水合煎取三升，去渣后加入阿胶，使阿胶完全溶解化尽，每天三次服用，不愈再做一剂。

第八　小便病

治妊娠小便不利方。

【组　　方】 葵子一升，榆白皮一把（切）。

【用法用量】 以上两味用水五升煮五沸，每服一升，每天三次。

治妊娠患子淋方。

葵子一升，用水三升，煎取二升，分两次服。

第九　下痢

治妊娠下痢方。

【组　　方】 人参、黄芩、石榴皮各三两，樗皮四两，粳米三合。

【用法用量】 上五味药分别研细，用水七升，煎取二升半，分三次服。

治妊娠注下不止方。

【组　　方】 阿胶、艾叶、石榴皮各二两。

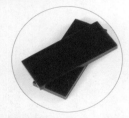 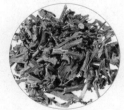 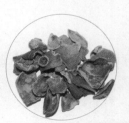

【用法用量】 艾叶、石榴皮切碎。用水七升，煎取二升，去渣加入阿胶令完全溶解，分三次服。

治妊娠及产已寒热下痢方。

【组　　方】 黄连一升，黄柏一斤，栀子二十枚。

【用法用量】 以上三味药研细，用水五升浸泡一晚，煮三沸，服一升，一日一夜饮尽。呕吐者加橘皮一两，生姜二两。亦治男性常痢。

治妇人水泻痢方。

灸气海百壮。

第十　水肿

治妊娠体肿有水气，心腹急满方。

【组　　方】 茯苓、白术（崔氏无术）各四两，黄芩、杏仁各三两，旋覆花二两。

【用法用量】 上五味药分别研细，用水六升，煎取二升半，分三次服。

鲤鱼汤

能安胎益气、利水消肿，对孕妇腹部肿大、胎儿浮肿有妙效。

【组　　方】 鲤鱼一条（重二斤），生姜三两，芍药、当归各三两，白术五两，茯苓四两。

【用法用量】 以上后五味药分别研细，用一斗二升水先将鱼煮熟，澄清后煎取八升，加入其他的药煎为三升，分五次服。

治疗妊娠毒肿。

取芜菁根洗去皮，捣烂，不要有汁，用酢和如薄泥，用猛火煮二沸，适量薄薄地盖在肿处，用帛急忙包裹住，一天换两次，寒冷时用温暖的被子盖上。没有芜菁根时，用芜菁子。如果肿在咽中，取汁含在口中慢慢咽下。

产难第五

虽然产妇生产时秽恶，然而在产前疼痛发作，未生产或正在生产的时候，都不得令家中有污秽、死丧的人来看，产妇看见了会出现难产，如果正在生产的会伤及婴儿。

妇女生产，忌多人围观，最好只有两三人在旁边伺候，产完后再告诉其他人。多人围观容易导致难产。为了避免难产，产妇不要有紧张、急迫的情绪，旁边的人也极须平静仔细，不能催促、预缓、预急，不能有忧愁和郁闷的表现。如果产妇有腹中疼痛、眼冒金星的症状，这是胎儿在产妇腹中回转的表现，不是孩子要出生的表现。孩子刚刚出生，不要让母亲看见任何污秽之物，忌给其暖而烫的东西，让其吞下五口新汲水。产妇的饮食应与人体的温度差不多，不能吃热药热面。

治妇人难产，或者半生，或胎衣不下，或子死腹中，或附着在脊背上，甚至几天都产不下来，血气上抢心下，母亲脸无血色，气欲断绝方。

【组　　方】 醇酒二升，白蜜、咸煎猪膏各一升。

【用法用量】 以上三味药合煎取二升，分成两次服，两次不能服完的，可以随其所能而服下。治产后恶血不除，上抢心痛，烦急的，用地黄汁代替醇酒。

治难产方。

【组　　方】 槐枝（切）二升，榆白皮（切）、大麻仁各一升，瞿麦、通草各五两，牛膝四两。

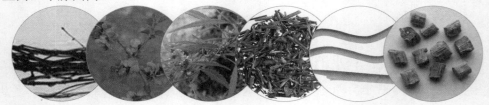

【用法用量】 将方中药都捣碎，用一斗二升水，煎取三升半，分五次服下。

治难产又方。

【组　　方】 槐子十四枚，蒲黄一合。

【用法用量】 将方中的两味药一起放入酒中温服，不生再服一次，过一会儿，用水送服也可以。

治产难及日月未足而欲产者方。

【组　　方】 知母一两。

【用法用量】 将知母研为细末，以蜜调和制成如兔屎大小的药丸，每次服一丸，疼痛不止再服一丸。

子死腹中第六

凡是妇人难产，判断生死的证候：母亲面色红，舌色青的，儿死母活。母亲唇口青，口两边沫出的，母子俱死。母亲面色青，舌色红赤，口中出沫的，母死子活。

治胎死腹中，干燥着背方。

【组　　方】 葵子一升，阿胶五两。

【用法用量】 以上两味药用水五升，煎取两升，一次较快地将药物服完之，未出再煮服。

治妊娠未足月而胎猝死不出，其母欲死方。

以苦酒厚煮大豆，每服一升，死胎立出。不能一次较快地将药物服完，分两次服。

治妊娠胎死腹中，如果子生，胞衣不出，腹中引腰背痛方。

【组　　方】 甘草一尺，筒桂四寸，鸡蛋一枚，蒲黄两合，淡豆豉两升。

【用法用量】 以上五味用水六升，煎取一升，一次较快地将药物服完之，胎胞秽恶尽去，大良。

治妊娠得病须去胎方。

以鸡蛋一枚，盐三指撮和服，胎儿立下。

逆生第七

凡是生产困难，或婴儿横生、侧生，或手足先出的，可以用针锥刺婴儿手足，入一二分许，儿得痛惊转即缩，自然就回顺了。

治逆生方。

以盐涂儿足底，又可急爪抓之，并以盐摩产妇腹上即愈。

治逆生及横生不出，手足先见者方。

烧蛇蜕皮为末，服一刀圭（亦云三指撮），面向东，酒服即顺。

治纵横生不可出者方。

菟丝子末，酒如果米汁服方寸匕，即生。车前子亦好，服如上法。

胞胎不出第八

治产儿胞衣不出、令胞烂方。

【组　　方】　牛膝、瞿麦各一两，当归、通草各一两半，滑石二两（一作桂心二两），葵子（半升）。

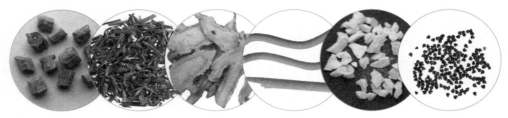

【用法用量】　以上六味药研细，用水九升，煎取三升，分三次服。

治产难，胞衣不出横倒者，及儿死腹中，母气欲绝方。

【组　　方】　半夏、白蔹各二两。

【用法用量】　以上两味，分别研细，服方寸匕，产难一服，横生两服，倒生三服，儿死四服。也可加代赭石、瞿麦各二两为佳。

治胎死腹中，如果母病欲下之方。

取榆白皮细切，煮汁三升，服之即下，难生者亦佳。

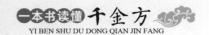
下乳第九

下乳汁方，可用鲫鱼汤。

【组　　方】　鲫鱼一尾长七寸，猪肪半斤，漏芦、石钟乳各八两。

【用法用量】　以上四味药分别研细，鱼、猪肪不需要洗，用一斗二升清酒一起煮，鱼熟后去渣药即成，温度适宜时分成五次送服，乳汁即下。饮药后间隔一会儿还可饮一次，使药力相连。

治产妇乳无汁方。

【组　　方】　石钟乳四两，甘草二两（一方不用），漏芦三两，通草、天花粉各五两。

【用法用量】　以上五味药分别研细，用一斗水煎取三升，分三次服。一说用瓜蒌一枚。

治产妇没有乳汁，可用漏芦汤。

【组　　方】　漏芦、通草各二两，黍米一升，石钟乳一两。

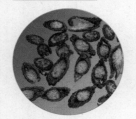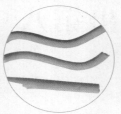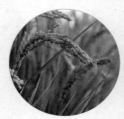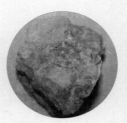

【用法用量】　以上四味药分别研细，用米泔浸一夜，打碎磨细取汁三升，煮药三沸后去渣，慢慢服下，一天三次。

产妇乳无汁，单用石膏汤方。

石膏四两研细，用水两升，煮三沸，稍稍服，一日服完。

虚损第十

女性，不仅在怀孕的时候，而且到了产后都应当小心谨慎，因为那些危及生命的病症，常在此时侵入人体。特别是产时，就算没有什么不适，也不能纵心肆意，无所不犯。要知道冲犯的时候虽然微如秋毫，感染的病患却要相当严重。因为产后遗留的病，往往难以根除。女性生产以后，五脏十分虚弱，一定要适度地进补。如果此刻产妇有病，一定不能用药性猛烈的泻药。因为药性猛烈的泻药，会虚上加虚，致使五脏更加虚弱，而且可能加重病情，所以妇女产后百日，一定要对己关爱有加，避免忧郁恐惧，不要立即行房事。如果在此期间有所疏忽，身体必强直（强直就是颈项、肢体挺直活动不便），这就叫褥风，也就是冲犯的证候。如果不小心因为轻微小事而有所冲犯，嬉笑致病，这就会给自己带来不必要的痛苦。就算付以重金，遍求良医，这时所落下的病一般都很难根治。学医的人对于产妇的药方，务必精熟地了解，不能像平常的药方一样对待。

产妇千万不要上厕所便溺，以在室内盆中便溺为好。凡是产后满了百日，产妇才能行房事。否则，产妇将会百病滋生，终身虚弱，难以痊愈！但凡如果产后过早行房，必会造成妇女脐下虚冷，风气。产后七天内，如果恶血未尽，一定不能服汤，只有等到脐下块状消散后，才能进食羊肉汤。痛得厉害的可以另当别论。产后三两天，可进服泽兰丸。到满月的时候，可以停止吃泽兰丸，否则，虚损就不能恢复。身体极度消瘦虚弱的产妇，可服用五石泽兰丸。未满月期间，必须服用泽兰丸来补益，而且须在生产七日以后开始服用。

妇女在夏季生产，着凉而患上风冷病，以致腹中积聚，百病缠身，这种情况可用桃仁煎来治疗，产后月满就可服用。妇女要想身体健康，最好每到秋冬季节，就服上一两剂。

四顺理中丸

能养脏气，治产后脏虚。

【组　　方】　人参、白术、姜各一两，甘草二两。

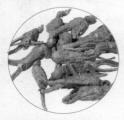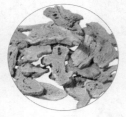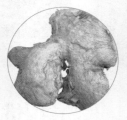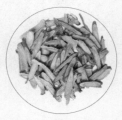

【用法用量】　将以上四味药研细，加蜜制成梧桐子大小的药丸，每天服食十丸，以后逐步地增加到二十丸。此药丸可以滋养产妇的脏气。

桃仁煎

能补气，悦颜泽肤，治女子产后诸疾。

将一千二百枚桃仁捣成粉末，用烧酒一斗五升研滤三四遍，装入长颈瓷瓶中，用麦面封实瓶口，用温火慢煮二十四小时。火不能太猛，不要让瓶口淹在水中，要将瓶口一直露在水面。煮熟后将药取出，用温酒送服，一日两次，男性也可服用。

地黄羊脂煎

调理产妇产后的饮食。

【组　　方】　羊脂二斤，生姜汁五升，生地黄汁一斗，白蜜五升。

【用法用量】　先将生地黄汁煎至五升，接着放入羊脂合煎减去一半，加入姜汁再次煎减一次，与白蜜一道放入铜器中，煎成饴糖状即成。每次取鸡蛋大小一枚，投入热酒中服用，一日三次。

羊肉汤

治产后虚羸喘乏，白汗出，腹中绞痛。

【组　　方】　肥羊肉（去脂）三斤，当归（姚氏用葱白）一两，桂心、甘草各二两，川芎三两，芍药、生姜各四两，生地黄五两。

【用法用量】　以上八味药，研细，用水一斗半先煮肉，煎取七升，去肉，加入余药，煎取三升，去渣，分三次服，不愈重做。（《千金翼方》有葱白一斤。

《子母秘录》有胸中微热加黄芩、麦冬各一两，头痛加石膏一两，中风加防风一两，大便不通畅加大黄一两，小便难加葵子一两，上气咳逆加五味子一两。）

羊肉黄芪汤

治产后虚乏，补益身体。

【组　方】　羊肉三斤，黄芪三两，大枣三十枚，茯苓、甘草、当归、桂心、芍药、麦冬、生地黄各一两。

【用法用量】　将以上十味药研细，加二斗水煮羊肉，得汤汁一斗，去掉羊肉，加入其余药物，煎取汁水三升，去渣。分作三次服用，一日三次。

虚烦第十一

竹根汤

治产后虚烦，短气。

【组　方】　甘竹根（细切）一斗五升。

【用法用量】　用水二斗，煎取七升，去渣，加小麦二升、大枣二十个，复煮麦熟三四沸，加甘草一两、麦冬一升，汤成去渣，服五合，不愈更服。

薤白汤

治产后胸中烦热逆气。

【组　方】　薤白、甘草、人参、半夏、知母各二两，天花粉三两，石膏四两，麦冬半升。

【用法用量】　将以上八味药研细，加入一斗三升水，煮取汁水四升后去渣。白天三次，晚上两次，分五次服。如果热得厉害，再加石膏、知母各一两。

赤小豆散

治产后虚烦，不能食，虚满方。

赤小豆三七枚，烧作末，以冷水和，一次较快地将药物服完效果好。

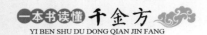
知母汤

治产后忽冷忽热，通身温壮热（与壮热相似，温温然不是很热），心胸烦闷。

【组　　方】　知母三两，桂心、甘草各一两，黄芩、芍药各二两。

【用法用量】　以上五味药研细，加五升水，取汁水两升半，分三次服。另一方中加生地黄，不用桂心。

芍药汤

治产后头痛虚热。

【组　　方】　白芍、牡蛎、生地黄各五两，桂心三两。

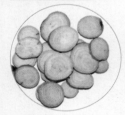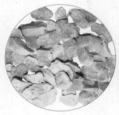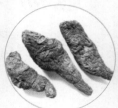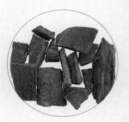

【用法用量】　将以上四味药研细后，加水一斗，煮取汁水两升半，去渣之后，一日内分三次服下。此汤药无毒不伤人，还能治疗腹中拘急疼痛。如果通体发热另加黄芩二两。

中风第十二

　　凡是产后患角弓反张及一切风病的患者，不能服有毒性的药物，只适宜单行一两味，也不得大发汗，特别忌讳转吐泻痢，否则必死无疑，大豆紫汤对于治疗产后诸病的效果非常好。

大豆紫汤

治产后一切病及中风痹痉，或背强直，口噤，或烦热，苦渴，或感觉头和身体沉重，或身上痒，症状比较严重的可见明显的呕吐。

【组　　方】　大豆五升，清酒一斗。

【用法用量】　以铁铛猛火熬豆，使其极热，直至焦而出烟，以酒浇在上面，去渣，一次服下一升，日夜服数次，直到服尽，服药后出些小汗则病痊愈。此方一能祛风，二能消血结。

独活紫汤

治产后百日中风，口噤不开，并能治疗血气痛，劳伤，有补肾的作用。

【组　　方】　独活一斤，大豆五升，酒一斗三升。

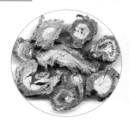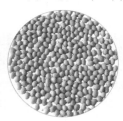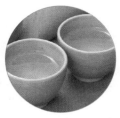

【用法用量】　先以酒浸泡独活，隔一夜，如果需要比较急，必须用微火煮，令其减三升，去渣。另外熬大豆，令其极热而焦直至出烟，以独活酒浇在上面，将豆取出，服下一升，白天三次，夜间两次。

甘草汤

治妇女在坐月子期间中风，背强不得转动。

【组　　方】　甘草、生地黄、麦冬、麻黄各二两，天花粉、川芎、黄芩各三两，杏仁五十枚。

【用法用量】　将方中诸药捣碎，用一斗五升水，酒五升合煮葛根，煎取八升，去渣，再放入余下诸药，煎取三升，去渣，分两次服下，一剂服下病没有痊愈可再服，再服一次效果更好。（《千金翼方》中崔氏所作此方中有前胡三两。）

竹叶汤

治产后中风，发热且满面红赤，喘气头痛。

【组　　方】　淡竹叶一握，葛根三两，防风二两，桔梗、甘草、人参、桂心各一两，大附子一枚，生姜五两，大枣十五枚。

【用法用量】　将方中诸药捣碎，用一斗水，煎取二升半，去渣，分三次服下，每日三次，温服，使患者出汗。

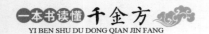

大豆汤

治产后突然中风，发病不省人事，及妊娠挟风，兼治一切病症。

【组　　方】　大豆五升（炒令微焦），葛根、独活各八两，防己六两。

【用法用量】　将方中诸药捣碎，以酒一斗二升，煮豆煎取八升，去渣，放入其余的药，煎取四升，去渣，分六次服下，白天四次，夜间两次。

心腹痛第十三

蜀椒汤

治产后心痛，此大寒冷所为。

【组　　方】　蜀椒二合，芍药一两，当归、半夏、甘草、桂心、人参、茯苓各二两，蜜、生姜汁各一升。

【用法用量】　以上十味药，除蜜与生姜汁外，用水九升，煮椒令沸，然后加入诸药，煎取二升半，去渣，内姜汁及蜜，煎取三升，一服五合，逐渐增加至六合。禁吃冷食。

当归汤

治妇人寒疝，虚劳不足，产后腹中绞痛。

【组　　方】　当归、芍药各二两，生姜五两，羊肉一斤。

【用法用量】　以上四味药，研细，用水八升煮羊肉，熟取汁煎药，得三升，适寒温服七合，一日三次。

桃仁芍药汤

治产后血瘀腹痛。

【组　　方】　桃仁半升，芍药、川芎、当归、干漆、桂心、甘草各二两。

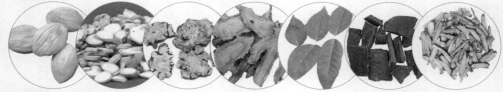

【用法用量】　以上七味药，研细，用水八升，煎取三升，分三次服。

羊肉汤

治产后及伤寒，大虚上气，腹痛兼微风。

【组　方】　肥羊肉，茯苓、黄芪、干姜各三两，甘草、独活、桂心、人参各二两，麦冬七合，生地黄五两，大枣十二枚。

【用法用量】　以上十一味药，研细，用水二斗，煮肉，取一斗，去肉加入药，煎取三升半，分四次服，白天服三次，夜晚一次。（《千金翼方》无干姜）

羊肉地黄汤

治产后腹痛，补中益脏，强气力消血。

【组　方】　羊肉三斤，生地黄（切）二升，桂心、当归、甘草、川芎、人参各二两，芍药三两。

【用法用量】　以上八味药，研细，用水二斗煮肉，取一斗，去肉加入药煎取三升，分四次服，白天服三次，夜晚一次。

内补当归建中汤

治产后虚羸不足，腹中疠痛，吸吸少气，或苦小腹拘急，痛引腰背，不能饮食。妇人产后体虚瘦弱，腹中痛，食欲不振，面色萎黄，唇口干燥，乳汁缺乏。

【组　方】　当归四两，芍药、生姜各六两，甘草二两，桂心三两，大枣十枚。

【用法用量】　以上六味药研细，用水一斗，煎取三升，去渣，分两次温服，一日服完。如果大虚，加入饴糖六两，汤成加入之于火上，饴消；如果无生姜，则以干姜三两代之；如果其人失血过多，崩伤内竭，加地黄六两，阿胶三两，合入神汤成，去渣，加入阿胶；如果无当归，以川芎代之。

桂心酒

治产后小腹痛及突然心腹痛。

桂心三两，以酒三升，煎取二升，去渣，分三次服，白天三次。

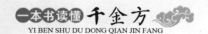

生牛膝酒

治产后腹中苦痛。

生牛膝五两，以酒五升，煎取两升，分两服。如果用干牛膝根，以酒浸泡一晚然后再煮。

独活汤

治产后腹痛引腰痛拘急痛。

【组　　方】　独活、当归、桂心、芍药、生姜各三两，甘草二两，大枣二十枚。

【用法用量】　以上七味药研细，用水八升，煎取三升，去渣，分三服，服后中间隔如人行十里久再服。

恶露第十四

泽兰汤

治产后恶露不尽，小腹急痛，腹痛不除，少气力，疼痛牵引至腰背。

【组　　方】　泽兰、生地黄、当归各二两，生姜三两，芍药一两，甘草一两半，大枣十枚。

【用法用量】　以上七味药研细，加九升水，煎取三升药汁，一天分三次服。也可治愈下坠不堪。

甘草汤

治产褥期余血不尽，手脚逆冷，逆抢心胸，腹胀，唇干，气短力弱。

【组　　方】　甘草、桂心、芍药、阿胶各三两，大黄四两。

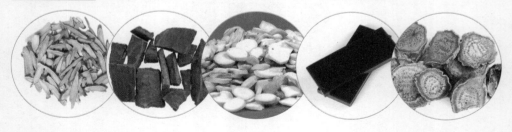

【用法用量】 以上述药除阿胶外研细，用一斗东流水煎取三升药汁，去渣再放入阿胶并完全溶解，分三次服。首次服下后，脸立即变得红润。一天一夜吃完三升药，即会下一两升恶血，病可痊愈。妇女应像刚刚生产那样调养。

生地黄汤

治产后恶露不尽，除诸疾，补不足。

【组　方】 生地黄三两，川芎、桂心、黄芪、当归各二两，人参、防风、茯苓、细辛、芍药、甘草各一两。

【用法用量】 以上述十一味药研细，用水一斗，煎取三升，去渣，分三服，白天两服，夜晚一服。

桃仁汤

治产后往来寒热、恶露不尽。

【组　方】 干桃仁五两，吴茱萸两升，黄芪、当归、芍药各三两，生姜、醍醐（百炼酥）、柴胡各八两。

【用法用量】 以上述八味药研细，以酒一斗，水两升，合煎取三升，去渣，适寒温，饭前服一升，白天三服。

大黄汤

治产后恶露不尽。

【组　方】 大黄、当归、甘草、生姜、牡丹皮、芍药各三两，吴茱萸一升。

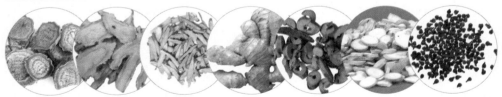

【用法用量】 以上述七味药研细，用水一斗，煎取四升，去渣，分四服，一日服完。加人参二两，名人参大黄汤。

柴胡汤

治产后往来寒热，恶露不尽。

【组　方】 柴胡、生姜各八两，桃仁五十枚，当归、黄芪、芍药各三两，吴茱萸两升。

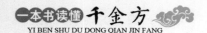
【用法用量】 以上述七味药研细，用水一斗三升，煎取三升，去渣，饭前服一升，白天三服。（《千金翼方》以清酒一斗煮。）

下痢第十五

生地黄汤

治产后忽然感受寒热邪，下痢。

【组　　方】 生地黄五两，淡竹叶两升（一作竹皮），大枣二十枚，黄连、甘草、桂心各一两，赤石脂二两。

【用法用量】 以上七味药切细，加一斗水煮竹叶，煎取七升汁水，去渣并放入余药后，煮取两升半。一天分三次服。

胶蜡汤

治产后三日内下诸杂五色痢。

【组　　方】 阿胶、黄柏各一两，蜡如鸡蛋大，当归一两半，黄连二两，陈廪米一升。

【用法用量】 以上六味药切细，用水八升煮米，蟹目沸，去米，加入药，煎取两升，去渣，加入阿胶、蜡，令完全溶解，分四服，一日服完。

桂蜜汤

治产后余寒下痢，便脓血赤白，日数十行，腹痛，时时下血。

【组　　方】 桂心、干姜、甘草各二两，附子一两，蜜一升，当归二两，赤石脂十两。

【用法用量】 以上六味药捣碎，用水六升，煎取三升，去渣，煎一两沸，后加入蜜，分三服，白天三服。

白头翁汤

治产后下痢兼虚极。

【组　　方】 白头翁、阿胶、秦皮、黄连、甘草各二两，黄柏三两。

【用法用量】 以上六味药切细，用水七升，煎取两升半，去渣，加入阿胶令完全溶解，分三服，白天三服。

鳖甲汤

治产后早起中风冷，泻痢及带下。

【组　　方】　鳖甲（如手大），当归、黄连、干姜各二两，黄柏（长一尺，广三寸）。

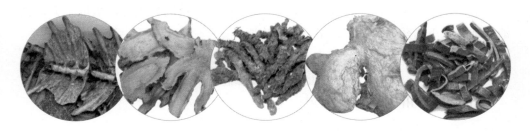

【用法用量】　以上五味药切细，用水七升，煎取三升，去渣，分三服，白天三服。（《千金翼方》加白头翁一两。）

阿胶丸

治产后心腹绞痛，泄泻。如果效果不显著，虚冷，上吐下泻。

【组　　方】　阿胶四两，人参、龙骨、桂心、甘草、黄连、当归、生地黄、白术、附子各二两。

【用法用量】　以上十味药捣成末，加蜜制成梧桐子大小的丸。一日三次，用温酒送服二十丸。

淋渴第十六

瓜蒌汤

治产后小便数兼渴。

【组　　方】　天花粉、麦冬、甘草、黄连各二两，人参、生姜各三两，大枣十五枚，桑螵蛸二十枚。

【用法用量】　以上八味药切细，用水七升煎取两升半，分三次服。

鸡内金汤

治产后小便数。

【组　方】　鸡内金二十具，鸡肠（洗）三具，生地黄、当归、甘草各二两，厚朴、人参各三两，蒲黄四两，生姜五两，大枣二十枚。

【用法用量】　以上十味药，用水一斗煮鸡内金及鸡肠、大枣，煎取七升，去渣，加入余下诸药，煎取三升半，分三次服。

石苇汤

治产后猝淋、气淋、血淋、石淋。

【组　方】　石苇、黄芩、通草、甘草各二两，榆皮五两，大枣三十枚，葵子两升，白术（《产宝》用芍药）、生姜各三两。

【用法用量】　以上九味药，研细，用水八升煎取两升半，分三次服。（《集验》无甘草、生姜。崔氏同《产宝》不用姜、枣。）

茅根汤

治产后淋。

【组　方】　白茅根一斤，瞿麦、茯苓各四两，地脉、人参各二两，生姜三两，桃胶、甘草各一两，鲤鱼齿一百枚。

【用法用量】　以上九味药研细，用水一斗煎取两升半，分三次服。

滑石散

治产后淋。

【组　方】　滑石五两，车前子、通草、葵子各四两。

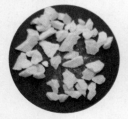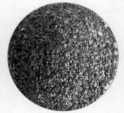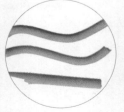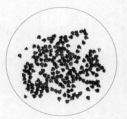

【用法用量】　以上四味，捣制过筛取末。酢浆水送服一方寸匕，后可逐渐增至两匕。

杂治第十七

竹茹汤

治妇人汗血、吐血、尿血、下血。

【组　　方】　竹茹两升，人参、芍药、桔梗、川芎、当归、甘草、桂心各一两，生地黄四两。

【用法用量】　以上九味药，研细，用水一斗，煎取三升，分三次服。

治妇人自少患风，头眩眼疼方。

【组　　方】　石南（一方用石苇）、细辛、天雄、茵芋各二两，山药、防风、贯众、独活、蘼芜各四两，干姜、山茱萸各三两。

【用法用量】　以上十一味药，研细，以酒三斗浸泡五日，初饮两合，一日三服，后稍逐渐增加。

厚朴汤

治妇人下焦劳冷，膀胱肾气损弱，白汁与小便俱出。

厚朴如手大，长四寸，以酒五升，煮两沸，去渣，取桂一尺为末，加入汁中调和，一晚上勿食，早晨一次较快地将药物服完。

温经汤

治妇人小腹痛。

【组　　方】　茯苓六两，土瓜根、芍药各三两，薏苡仁半升。

【用法用量】　以上四味药，研细，以酒三升浸泡一晚，早晨加水七升，煎取两升，分两服。

半夏厚朴汤

治妇人胸满心下坚，咽中帖帖，如有炙肉脔，吐之不出，咽之不下。

【组　　方】　半夏一升，厚朴三两，茯苓四两，生姜五两，紫苏叶二两。

【用法用量】　以上五味药研细，用水七升，煎取四升，分四服，白天三服夜晚一服，不愈频服。一方无紫苏叶、生姜。

黄芩散

治妇人阴脱。

【组　　方】　黄芩、猬皮、当归各半两，芍药一两，牡蛎、竹皮各二两半，狐茎一具（《千金翼方》用松皮）。

【用法用量】　以上七味捣碎成散末，饮服方寸匕，一日三次。禁举重、房劳、冷食。

治阴下挺出方。

【组　　方】　蜀椒、乌头、白及各半两。

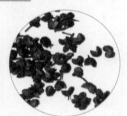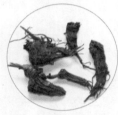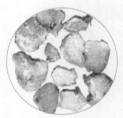

【用法用量】　以上三味研为细末，以方寸匕绵裹，加入阴中入三寸，腹中热更换，白天一次，第二天早晨再放，七日愈。

当归洗汤

治产后脏中风冷阴肿痛。

【组　　方】　当归、独活、白芷、地榆各三两，败酱（《千金翼方》不用）、矾石各二两。

【用法用量】　以上六味药，用水一斗半，煎取五升，适冷暖，稍稍洗阴，一日三次。

补益第十八

容貌美丽，白皙、丰腴无比，七十老妇也像十七岁少女一样，是每一位女性都希望的。要达到这个目的，可服用石钟乳泽兰丸，方中不要加紫石英，否则会使人肤色变黑。

石钟乳泽兰丸

治妇人久虚瘦弱、弱甚，肢体烦痛，脐下结冷，不能食，面目瘀黑，忧恚不乐。

【组　方】　石钟乳三两，泽兰三两六铢，防风四十二铢，人参、柏子仁、麦冬、生地黄、石膏、石斛各一两半，川芎、甘草、白芷、牛膝、山茱萸、山药、当归、藁本各三十铢，细辛、桂心各一两，艾叶十八铢。

【用法用量】　将方中诸药锉为末后以蜜调和制成梧桐子大小的药丸，每次以酒送服二十丸，逐渐增加至四十丸，一日二服。

柏子仁丸

治妇女五劳七伤，面色㿠白、食量减少、消瘦羸弱、皮肤无光泽，产后再无生育能力的，可长期服用，同时使人身体强壮，皮肤白皙，有补益的作用。

【组　方】　柏子仁、黄芪、白石英、石钟乳、紫石英、干姜各二两，桂心、厚朴、白术、五味子、细辛、独活、人参、白芷、芍药、石斛、桔梗、肉苁蓉、赤石脂各一两，甘草、川芎、杜仲、当归各四十二铢，泽兰二两六铢，蜀椒一两半，芜荑、藁本各十八铢，防风、乌头（一方作牛膝）、生地黄各三十铢。

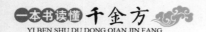

【用法用量】 将方中诸药锉为末，以蜜调和制成如梧桐子大小的药丸，每次以酒送服二十丸。（《千金翼方》中此方无乌头，有防葵、茯苓、龙骨、秦艽各半两。）

大平胃泽兰丸

治男子女人五劳七伤诸不足，定志意，除烦满，手足虚冷瘦弱，及月水往来不调，体不能动等病。

【组　　方】 泽兰、细辛、黄芪、石钟乳各三两，柏子仁、生地黄各二两半，大黄、前胡、远志、紫石英各二两，川芎、白术、川椒各一两半，白芷、丹参、枳实（一作栀子）、芍药、桔梗、秦艽、沙参、桂心、厚朴、石斛、苦参、人参、麦冬、干姜各一两，附子一枚，吴茱萸、麦蘖各五合，陈曲一升，枣（作膏）五十枚。

【用法用量】 将方中诸药锉为末，以蜜调和制成如梧桐子大小的药丸，每次以酒送服二十丸，逐渐增加至三十丸，令人肥健。（一方无干姜，有当归三两。）

增损泽兰丸

治产后百病，有补益虚劳，调理血气的作用。

【组　　方】 泽兰、当归、甘草、川芎各四十二铢，生地黄、柏子仁、石斛各三十六铢，白术、桂心、白芷、附子、干姜、细辛各一两，藁本、厚朴、芜荑各半两，人参、防风、牛膝各三十铢，麦冬一两。

【用法用量】 将方中诸药研为细末，以蜜调和制成如梧桐子大小的药丸。空腹用酒送服十五丸至二十丸。

白芷丸

治产后失血过多，面目脱色，崩中伤损，虚竭少气，腹中疼痛。

【组　　方】 白芷五两，干姜、当归、续断、阿胶各三两，生地黄四两，附子一两。

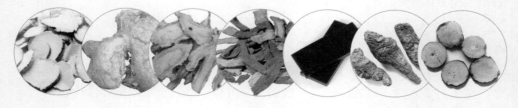

【用法用量】　将方中诸药研为细末，以蜜调和制成梧桐子大小的药丸。每天四五次，每次用酒送服二十丸。当归可用川芎代替；方中加入蒲黄一两，效果更妙；续断，可用大蓟根代替。

月水不通第十九

桃仁汤

治闭经。

【组　方】　桃仁、朴硝、牡丹皮、射干、土瓜根、黄芩各三两，芍药、大黄、柴胡各四两，牛膝、桂心各二两，水蛭、虻虫各七十枚。

【用法用量】　以上十三味药，研细，用水九升煎取二升半，去渣分三次服。

芒硝汤

治月经不通。

【组　方】　芒硝、丹砂末、当归、芍药、土瓜根、水蛭各二两，大黄三两，桃仁一升。

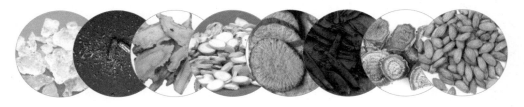

【用法用量】　以上方药，研细末，用水九升煎取三升，去渣加入丹砂、芒硝，分三次服。

黄芩牡丹皮汤

治妇人从小至大，月经未来过，颜色萎黄，气力衰少，饮食无味。

【组　方】　黄芩、牡丹皮、桃仁、瞿麦、川芎各二两，芍药、枳实、射干、海藻、大黄各三两，虻虫七十枚，蛴螬十枚，水蛭五十枚。

【用法用量】　以上方药研细末，用水一斗，煎取三升，分三次服，服两剂后，灸乳下一寸黑圆际，各五十壮。

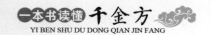
生地黄当归丸

治月水不通，或一月再来，或隔月不至，或多或少或淋漓不断，或来而腰腹刺痛不可忍，体虚不欲饮食，心腹坚痛，有青黄黑色水下，或如清水，不欲行动，举体沉重，惟思眠卧，欲食酸物，虚乏黄瘦。

【组　　方】　生地黄三两，当归、甘草各一两半，牛膝、芍药、干姜、泽兰、人参、牡丹皮各一两六铢，丹参、川椒、白芷、黄芩、桑耳、桂心各一两，䗪虫四十枚，川芎一两十八铢，桃仁二两，水蛭、虻虫各七十枚，蒲黄二合。

【用法用量】　将方中诸药研为细末，以蜜调和制成如梧桐子大小的药丸。每日空腹酒下十五丸，逐渐增加至三十丸，以痊愈为度。

治月经不通方。

取葶苈子一升为末，蜜丸如弹子大，绵裹放阴道中，入三寸，每晚一丸，有发小汗即可。

当归丸

治女人脐下有癥结，刺痛如虫所啮，及如锥刀所刺，或赤白带下十二疾，腰背疼痛，月水或在月前，或在月后。

【组　　方】　当归、葶苈子、附子、吴茱萸、大黄各二两，黄芩、桂心、干姜、牡丹皮、川芎各一两，细辛、秦椒、柴胡、厚朴各一两六铢，牡蒙（一方无）、甘草各一两，虻虫、水蛭各五十枚。

【用法用量】　将方中诸药研为细末，以蜜调和制成梧桐子大小的药丸。空腹以酒送服十五丸，每日两次，有胎者禁服。

治腰腹痛，月水不通利方。

【组　　方】　当归、川芎各四两，虻虫、乌头、丹参、干漆各一两，人参、牡蛎、土瓜根、水蛭各二两，桃仁五十枚。

【用法用量】　将方中诸药研为细末，以蜜调和制成梧桐子大小的药丸。以酒送服三丸，每日服三次。

大虻虫丸

治月经不通五七年，或肿满气逆，腹胀瘕痛，宜服此方。

【组　　方】　虻虫四百枚，蛴螬一升，生地黄、牡丹皮、干漆、芍药、牛膝、土瓜根、桂心各四两，吴茱萸、桃仁、黄芩、牡蒙各三两，茯苓、海藻各五两，水蛭三百枚，芒硝一两，人参一两半，葶苈五合。

【用法用量】　将方中诸药研为细末，以蜜调和制成梧桐子大小的药丸。每日空腹以酒送服七丸，效果不明显酌量增加，一日三服。

五京丸

治妇人腹中积聚，九痛七害，及腰中冷引小腹，害食，得冷便下方。

【组　　方】　干姜、川椒各三两，附子一两，吴茱萸一升，当归、野狼毒、黄芩、牡蛎各二两。

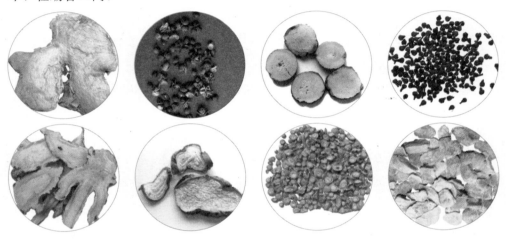

【用法用量】　将方中诸药研为细末，以蜜调和制成梧桐子大小的药丸。初服三丸，一日两次，逐渐增加至十丸。此出京氏五君，故名五京，久寒冷困者当服之。

鸡鸣紫丸

治妇人癥瘕积聚。

【组　　方】　皂荚一分，藜芦、甘草、矾石、乌喙、杏仁、干姜、桂心、巴豆各二分，前胡、人参各四分，代赭石五分，阿胶六分，大黄八分。

【用法用量】　将方中诸药研为细末，以蜜调和制成梧桐子大小的药丸。鸡鸣时服一丸，日益一丸至五丸止，仍从一起。流下白色的恶物，是有风。呈红色的，是有癥瘕。呈青微黄色的，是有心腹病。

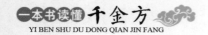

赤白带下崩中漏下第二十

在很多药方中都提到过女性的三十六种疾病，这三十六种疾病包括三种瘤疾不通、五种伤病、七种害病、九种痛病，以及十二种癥瘕。三种瘤疾是指没有乳汁、身体过分瘦弱不生肌肤、月经闭塞；五种伤病是指心痛牵引到脊背痛、两肋支撑胀满痛、邪恶泄痢、气郁结不通、前后瘤寒；七种害病是指小腹急坚痛、感受了寒热痛、阴道疼痛不通利、月经时多时少、子门不端引起背痛、脏不仁、呕吐不已；九种痛病是指寒冷痛、阴中淋漓痛、气满痛、阴中伤病、胁下皮肤痛、小便作痛、带下从阴中流出如有虫啮痛、经来时腹中痛、腰胯痛；十二种癥瘕是指留下的恶物，如膏的形状、如凝血、如同米泔、如赤色的肉、如月经时前时后、如水一样的清血、如葵羹、如黑色的血、如豆汁、如紫色的汁、如脓痂，以及与月经周期不对应。病有异同，在治疗时要具体症状具体分析，选择适当的治疗方法。

女子带下诸病方

【组　　方】　大黄（蒸三斗米下）、附子、茯苓、牡蒙、牡丹皮、橘梗、葶苈子各三两，厚朴、川芎、人参、当归、虻虫、川椒、吴茱萸、柴胡、干姜、桂心各半两，细辛二两半。

【用法用量】　将方中诸药研为细末，以蜜调和如梧桐子大小的药丸，每天空腹以酒送服二丸，感觉不到药效的可增加药量，以腹中温暖为度。

治带下方

【组　　方】　枸杞子根一升，生地黄五升。

【用法用量】　将方中诸药捣碎，以一斗酒，煎取五升，分为三次服下。

当归汤

治崩中去血，虚羸。

【组　　方】　当归、川芎、黄芩、芍药、甘草各二两，生竹茹两升。

【用法用量】　将方中诸药捣碎，以一斗水煮竹茹，煎取六升，去渣，放入其余的药，煎取三升半，分三次服下。

治严重的崩中出血不止方。

【组　　方】　牡蛎、兔骨（炙）各二两半。

【用法用量】　将方中的药制成散药，用酒调服方寸匕，每日三次。

生地黄汤

治崩中漏下，日去数升。

【组　　方】 生地黄一斤，细辛三两。

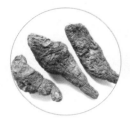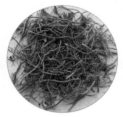

【用法用量】 上药捣碎，以一斗水煎取六升，一次服七合，长期服用效果好。

灸法

治女人胞漏下血无法禁止：灸关元两旁旁开三寸的地方。

治女人漏下赤白，月经不调：灸交仪穴三十壮。穴在内踝上五寸。

治女人漏下赤白：灸营池四穴三十壮。穴在内踝前后两边，池中脉上，又名阴阳。

治女人漏下赤白，四肢酸痛：灸漏阴三十壮。穴在内踝下五分，微动脚脉上。

序例第一

民生之道，没有不是通过抚养小儿才成就大业的，如果没有"小的"，最终也成不了"大的"，所以《易经》中称：积小可以成大，《诗经》中也有"厥初生民"的故事，《左传》中记载鲁隐公为鲁惠公的继室声子所生，所以，生养哺育小儿是人间最基本的事务。这里所说的生养少小的大义，就是从细微到显著，从年少到年长的圣人之道。人之常情都在这里表现了，不必借助经史的记载来证明。因此如今先有妇女小孩，而后才有男人老人，就是崇尚根本的圣道大义。然而小孩体质较弱，如果染病，医生即使想要悉心救治，然而立竿见影的功效很难即刻显现。如今学医的人，很多都不诚心诚意，很大原因在于婴儿裹在襁褓之中，实在乳气腥膻，那些所谓凡事皆须亲自动手的英雄们，怎么还肯前往瞻视呢？平心而论，他们的确令人感到叹息啊！

《小品方》中说：人的年龄在六岁以上的称为小儿，十六岁以上的称为少年，三十岁以上的称作壮年，五十岁以上的则是老年。六岁以下的小儿，经书从没有记载，所以哺乳期的婴儿如果患病就很难治，这都是因为没有师承，无以为据的缘故。中古时期有名医叫巫妨，是尧帝的臣子，著有《小儿颅囟经》，用来占卜小儿的夭寿，判断小儿的疾病生死。正是该书的世代传授，才开始有了专门的小儿药方。到了晋宋时期，在长江下游以东地区，这些药方传到了苏家，苏家对此进行大力推广，于是这些治疗小儿疾病的药方就在人间流传开来。齐国有人叫徐之才，即徐王，他也著有《小儿方》三卷，所以如今学习的人，能够从这些经卷中颇得教诲。然而徐氏位高名重，哪有闲暇去留心小孩子。人们在仔细研究那些药方之后，发现并不十分深刻细致，甚至很少有值得采用的，所以那些药方也称不上新奇精妙。如今我博采众家著作之长，以及自己试用过程中颇有成效的药方，成就此篇，凡是百姓居家过日子，都可以采用这些抚养小儿的方法，使孩子远离夭折的祸患。

小孩子的病与大人的病没有什么不同，只是用药的多少有差异。其中治疗惊痫、因受惊导致哭闹不停，甚至影响生长发育、头顶骨缝开解、学步迟缓等病的八九篇，合写在此卷中，治疗下痢等病的其余药方散在其他各篇中，读者可浏览获得。

小孩出生以后六十天，瞳孔长成，就能笑着与人应和；百天后任脉长成，孩子就能自己翻转身体；一百八十天后骶骨长成，孩子就能单独坐起；二百一十天后掌骨长成，就能匍匐爬行；三百天后髌骨长成，就能独自站立；三百六十天后膝骨长成，就能行走。这是长久以来固定的规律，如果没能按时发生，孩子的身体肯定还有没发育完全的地方。

小孩在出生后三十二天就出现第一变，指婴幼儿发育过程中的一种生理变化，变其情智和聪明，有发热、脉乱、出汗等现象发生，不属于病症；六十四天第二变，此变化伴随着蒸，蒸指婴幼儿发育过程中的一种生理变化，蒸其血脉，长其筋骨，伴有发热、脉乱、出汗等现象，不属于病症；九十六天第三变，一百二十八天第四变，此变也伴随着蒸；一百六十天第五变，一百九十二天第六变，此变同样伴随着蒸；二百二十四天第七变，二百五十六天第八变，此变也伴随着蒸；二百八十八天第九变，三百二十天第十变，此变也伴随着蒸；经过三百二十天的小蒸完毕，六十四天后出现大蒸，大蒸后六十四天再次大蒸，蒸后一百二十八天后再一次大蒸；凡是小孩自出生后三十二天为一变，两次变就称为一蒸，总共十变就是五小蒸，或是三大蒸。过五百七十六天后，大小蒸都已完毕，此时孩子的各种器官和脉络才完全长成。孩子之所以要变和蒸，就是要畅通他的血脉，改善他的五脏，所以一变过后，立即就会觉得孩子情态有异。

而变和蒸有什么样的证候？变就是上气，蒸就是体热。变和蒸有轻有重，轻灼时，体热且伴有微惊，耳朵和臀部发冷，上嘴唇起鱼眼珠大小的白泡，出微汗；重的情况，身体很热并且脉象乱，有的出汗有的不出汗，食欲不佳，一吃就吐，眼白微红，黑眼球微白。一种说法认为眼睛发白时变和蒸严重，眼睛赤黑则表示变蒸较轻，变蒸完毕以后，眼睛自然会明亮，这是它的证候。单独的变比较轻微，而变同时兼有蒸时，就稍稍剧烈一些了。但凡很平和的蒸，五天就消退，长的也就是十天，包括前五天和后五天，十天之内，热自然消除。婴儿出生后三十二天一变，在第二十九天开始先期发热时，就应依法处理，到了第三十六七天，蒸就完毕了。这点比较难以了解，所以重新说了一下。变蒸的时候，不要惊动孩子，不要让孩子周围有很多人。小孩变蒸有早有晚，不按时变蒸得居多。还有，初变的时候，有发热很厉害的孩子，超过了正常的天数还没停止，这时要计算变蒸的时日；当孩子不时发热且伴有微惊时，暂时不要医治，且一定不要用灸刺，只需平静地观察，如果很长时间热仍不消退，可少给孩子稍微喂一点儿紫丸，热退以后就要停止进药。如果在变蒸之中，同时感染上流行的热病，或者不是变蒸的时候患上流行的热病，病候都非常相似，只是后种情况时小儿耳朵以及臀部通热，上嘴唇没有白泡罢了，应当先服用黑散，用以发汗，汗出以后，再扑上温粉，热便可消退，热一退病就能痊愈；如果热还不能全部消退，就给孩子喂点紫丸。小孩在变蒸之时，如果再外染寒气，就会寒热交替，肚子痛得弯腰曲背，且啼哭不止，此时用熨的方法可以治愈。（熨法在下篇。）变蒸的证候与胃失调和，气机壅塞，体热而致，大便黄臭，或白酸，发热嗜睡，食欲不振等伤寒的证候相似，如果不是变蒸，身体发热，臀部也发热的，这是患上了其他疾病，可以作为杂病医治，如果审定是变蒸的，就不能按照杂病之方医治。

还有一说法认为，小孩出生三十二天即开始变，变就是身体发热。到了六十四天第二变，变伴着蒸，症状是睡卧端正。到九十六天第三变，定者候丹孔出而泄。到一百二十八天第四变，变伴着蒸，于是孩子就能够笑着应和人。到一百六十天第五变，孩子周身的关节已能发挥功能。到一百九十二天第六变，变伴着蒸，孩子五脏已发育完全。到二百二十四天第七变，孩子就能够匍匐前行。到二百五十六天第八变，变伴随着蒸，此时孩子开始学习说话。到二百八十八天第九变，孩子就可以站立了。小孩在出生后二百八十八天，就已经过九变四蒸，在变的日子里，千万不能随便治疗，否则会加剧孩子的病症。变同时伴有蒸的，是小孩的送迎月份。蒸则表现为发热并且脉乱、出汗的证候。短的五天就消，长的八九天可消，在孩子蒸的日子里，万不能随便进行针灸治疗。

紫丸

治小儿变蒸，发热不解，并挟伤寒温壮，汗后热不歇，及腹中有痰癖，哺乳不进，乳则吐，食痫，先寒后热。

【组　　方】　代赭石、赤石脂各一两，巴豆三十枚，杏仁五十枚。

【用法用量】　将以上二石研为细末，巴豆、杏仁另研为膏，相和，更捣二千杵，当自相得，如果硬，入少量蜜同捣之，密器中收。三十日儿服如麻子一丸，

与少乳汁令下，食顷后，与少乳勿令多，至日中当小下热除。如果未全除，第二
天早上更与一丸。百日儿服如小豆一丸，以此准量增减。夏月多热，善令发疹，
二三十日辄一服佳。紫丸无所不疗，虽下不虚人。

黑散

治小儿变蒸中挟时行温病，或非变蒸时而得时行者。

【用法用量】 麻黄、杏仁各半两，大黄六铢。

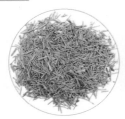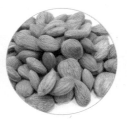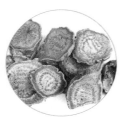

以上三味药，先捣麻黄、大黄为散，另研杏仁如脂，乃细细纳散，又捣，调
匀和纳密器中。一月儿服小豆大一枚，以乳汁和服，抱令得汗，汗出可用温粉来
敷在身上，勿使见风。百日儿服如枣核，以儿大小量之。

初生出腹第二

小儿刚生下来，在发啼声之前，赶紧用棉布缠住手指，拭去他口中和舌上如
青泥样的恶血，称为玉衡；如不赶紧拭去，等啼声一发，便会吞入腹中而滋生百病。

由于难产少气的原因，如果小儿生下来不作声，可在他身上向后捋捋脐带，
让气吸入腹内并呵百多次，或用葱白慢慢鞭打他，便立即会有啼声。另外也可取
热水少量灌进去，一会儿便哭出声来。

小儿一生下来应立即举起，否则会使他感受寒邪，以致腹中如雷鸣。同时要
先洗，然后才能断脐带。反之如果先断脐带后洗身，脐中会进水即水毒，就会腹
痛。小儿要及时断脐，因为如果脐不尽，会让暖气慢慢衰微而寒气自生，而患脐
风。断脐带须让人隔着单衣咬断，不能用刀子割断，同时向它呵七遍暖气后打结，
至于所留脐带的长度，应长六七寸，达到小儿足背即可，过短会伤脏，容易感受
寒邪，使其腹中不调而经常下痢；过长会伤肌。小儿脐带断后，应赶紧剔除多有
虫的连脐一节，否则，虫放入腹中会滋生疾病。

小儿洗浴：断脐并且包裹完毕之后，适宜喂些甘草汤，不能喂朱蜜。打碎如
一节中指大小的甘草，加二合水煮取甘草汤一合，用棉布蘸取，让小儿连续吮吸，

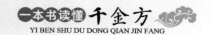
估计吸进一蚬壳便停下，之后小儿会很快吐出心胸之中的恶汁，可使其心神智慧没有疾病；如还未吐出，可估计他有了饥渴感且气息平静时，再喂甘草汤；吐出，就不必再喂药。喝完一合甘草汤还不吐的，则证明小儿心胸中没有恶汁，就不要再喂了，而可以喂其朱蜜，安定魂魄，镇定心神。小儿初生三日内便喂给朱蜜，但不宜多，多了会使小儿腹胀，脾胃冷，寒邪壅闭经脉，容易患阴痫（四肢偏冷、不抽搐、不叫、脉沉，多由慢惊之后，痰入心包引起，呼吸急促变为噤痉）小儿病，症状有目呆不省、背项强直、腰身反张、噤口不语、摇头瘛疭等，甚至可导致身亡。

给小儿喂奶的用法用量：首先不要太饱，否则会使其呕吐，补救方法可用空乳房来喂他，一天四次即可；肚脐未愈时喂奶，不要喂得太饱，否则容易中脐风；母亲有热疾不要喂奶，否则会使小儿不能进食、面黄；母亲发怒时不要喂奶，容易使小儿受惊发疝气，甚至气逆癫狂；夏天要挤去热奶，防止小儿呕逆；冬天挤去寒乳，避免小儿咳嗽下痢；母亲刚行房后不要喂奶，否则会使小儿羸瘦而很久不能行走；不要刚呕吐下痢后喂奶，会使小儿消瘦虚弱；酒醉不要喂奶，会使小儿腹满身热。新生小儿，也可一个月内经常饮用猪乳。喂奶时为避免小儿受哽，乳母应先尽量揉搓，让乳房热气先散去，防止乳汁涌出，而且喂一会儿应夺去乳头，等他气息平定以后再喂，根据小儿饥饱的节度，反复十次五次，也可以固定一天中喂奶的次数，形成规律；晚上给小儿喂奶，如果小儿是卧着，乳母应让乳头与小儿头部齐平。如果乳母想睡觉应夺去乳头，防止乳房堵住小儿口鼻。

浴儿法

给小儿洗浴的水，一定要保证冷热调和，否则会使小儿受惊，甚至导致小儿五脏生病。另外无论在冬天还是夏天，小儿都不能久浴，冬天洗浴时间长了容易伤寒，而夏天则会伤热，洗上几次会使背部受冷而发为癫痫。

但是如果不洗，小儿又会毛发脱落。新生儿洗浴，不要用杂水，可取一枚猪胆，将胆汁倒入水中，用此水洗浴后可使小儿终生不患疮疥。小儿生后三天，宜用桃根汤来洗浴，可以驱凶邪，使小儿终身不生疮疥。具体用法用量：取桃根、梅根、李根各二两（枝条也行）研细，加三斗水煮二十沸，去渣后即成。

小儿生辄死治之法

当看到小儿口中悬雍及前上腭有血包时，应用手指抠出悬雍和血包上部，务必刺破它们，让血汁流出，同时千万要谨慎，不要让血进入小儿咽喉，防止恶血入咽有伤小儿。

刚生下来的小儿，骨肉还未收敛，肌肉还仍是血，血经凝固才能坚实，才成为肌肉。口面部拘急挛缩、口中干燥、面目及环鼻口左右全部发黄、啼哭、眼睛紧闭、四肢不能伸缩，这些都是血脉不能收敛的缘故，如果小儿的血脉败坏而不能收敛成肌肉，则不容易长大成人。用龙胆汤洗浴。可治疗此类症状。

惊痫第三

人在小时候之所以会患痫病以及痉病，都是由于脏气不平的缘故。有些小儿刚生下来就有痫病，那是因为他的五脏没有收敛，血气没有凝聚，五脉不流通，骨节没有长成，身体还没有完全发育好。小儿在一个月或四十天到一周岁内而生痫病的，是由于乳养失调、血气不和、感受风邪的缘故。痫病发作时先是身体发热，筋脉抽搐，啼哭不止，而后开始发癫痫，此时脉象浮的是阳痫，这种病虽在六腑，但外在肌肤，还比较容易救治。然而当痫病发作时，先是身体发冷，既不抽搐也不啼哭，而且病发时的脉象较沉，这是阴痫，阴痫病在五脏，而内深入骨髓，非常难救治。

发病时身体发软，经常醒来的，称为痫病；而身体僵直，好像角弓反张，不经常醒来的，称为痉病。至于反张的情况，只要大人脊背下能够容得下侧手通过，小儿脊背下可容得下三指通过的，都救治不了。只要通过沉浮的脉象，就可以判断病在阴还是在阳，在表还是在里。脉象的浮沉，还有大小、滑涩、虚实、迟快等症状，需要具体依照脉形加以治疗。

《神农本草经》中说：小儿惊痫有一百二十种，只要小儿的病症与平常病稍微不同，就可能是痫病的证候。小儿由于刚出生，血脉还没收敛，五脏还没发育完全，喂养的时候稍微有不注意的地方，就会生病，以致很难长大成人。小儿经过变蒸之后患的病，其他病都可以放心，唯独中风最易突然发作。小儿四肢不舒服，抽搐痉挛，气息与平时不同，像是要发作痫病一样，等到变蒸日满还没有消除的，适宜用龙胆汤洗浴。

小儿的痫病有三种，即风痫、惊痫和食痫。其中风痫和惊痫较为常见，而食痫，十人之中没有一二患这种病的。其实凡是先发寒后发热的，都是食痫。惊痫应当按图艾灸，风痫应当喂以猪心汤，食痫如果想很快就治愈，用紫丸最好不过了。小儿之所以会得风痫，是因为衣服穿得过暖导致汗水流出，风气趁此侵入的缘故。如果小儿刚得病的时候，手指屈节好像在计数，接着就发病了，这种情况得的就是风痫；如果小儿刚发病时惊怖大叫，接着就发病了，这种情况得的就是惊痫。惊痫轻微的，应当立即安抚小儿，不要让小儿再次受到惊吓，这样或许可以自然痊愈。那种先不吃奶，吐后发热，而后发痫的，就是食痫了，这种病早点下泄就能痊愈。用四味紫丸祛除癖饮最好，既除病迅速而又不会使人虚弱。而用赤丸治疗，很快就会痊愈，所以病重的当用赤丸。

小儿不能用母乳喂养的，应喂些紫丸来泄下恶毒。小儿由于初生，生气还很旺盛，只要稍有恶毒，就应该立即泄下，不会有什么损害的，等到病痊愈后，反而会带来更大的好处，如不及时泄下，则会酿成大病，病一旦生成就很难治疗了。要泄下病毒，用四味紫丸最好不过，既能泄下又不会损伤人，而且肯定能祛除疾病。如果用四味紫丸不能泄下的，可以用赤丸来泄下；如果赤丸还不能泄下，就用双倍赤丸；如果已经泄下但还有余热没有泄尽，应当按照处方制作龙胆汤，稍稍喂一点儿，然后抹上赤膏。风痫也应当立即泄下，用猪心汤来泄比较好。惊痫只能按图艾灸再加上抹生膏，不能猛烈地泄下，这是什么原因呢？因为患惊痫的小儿心气不定，泄下会导致内虚，而使其虚上加虚。惊痫严重的，特别难治，所以喂养小儿时，应该处处小心谨慎不让他受惊，不要让他听到大的声音，抱的时候，应当慢慢安放不要让他感到恐惧。还有在雨天打雷时，应当塞住小儿的耳朵，并发出缓慢细微的声音来转移他的注意力。

喂养小儿的过程中，微惊可以使小儿长血脉，但千万不要让他受到大惊，一旦受到大惊应该立即灸惊脉。如果在出生五六十天后灸，惊痫会更严重，出生后一百天灸惊脉比较好。小儿如果有热不想吃奶，且睡觉不安宁，又屡屡惊悸，这就是痫病的初期症状，此时服用紫丸就可以痊愈，如果不愈可以再喂一些。小儿睡眠时受到小惊的，一个月可以喂给他一粒紫丸压惊，减去过盛的气力，小儿就不会得痫病。

大黄汤

治小儿风痫，屈曲腹痛，积聚，二十五痫。

【组　方】　大黄、干姜、人参、当归、甘皮、细辛各三铢。

【用法用量】　以上六味药研细，加一升水煮取四合药汁，一日三次，每次服如枣子大小。

龙胆汤

　　治婴儿初生，四肢惊厥，寒热温壮，血脉盛实大，呕吐及发热的；如果已能进食，害食实不消，壮热及变蒸不消和各种惊痫。小儿龙胆汤是婴儿的药方，十岁以下皆可服用。

【组　　方】 龙胆、黄芩、茯苓（一方作茯神）、桔梗、钩藤皮、芍药、柴胡、甘草各六铢，大黄一两，蜣螂二枚。

【用法用量】 以上十味药研细，加一升水煮取五合药汁。药有虚有实，虚药宜饮足合数的药水。初生一天到七天的小儿，分三次服用一合；初生八天到十五天的小儿，分三次服用一合半。

茵芋丸

　　治少小有风痫疾，至长不除，或遇天阴节变便发动，食饮坚强亦发。百脉挛缩，行步不正，言语不便者，服之永不发方。

【组　　方】 茵芋叶、铅丹、秦艽、钩藤皮、石膏、杜衡、防葵各一两，石菖蒲、黄芩各一两半，松萝半两，蜣螂十枚，甘草三两。

【用法用量】 以上十二味药研为末，蜜丸小豆大，三岁以下服五丸，三岁以上服七丸，五岁以上服十丸，十岁以上可服十五丸。

五物甘草生摩膏

　　治新生儿及少小儿中风，手足惊厥，或因肌肤幼弱，易中风邪，身体壮热。

【组　　方】 防风、甘草各一两，雷丸二两半，白术、桔梗各二十铢。

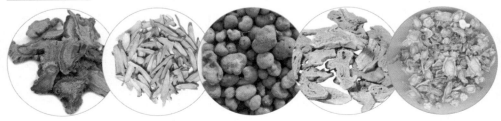

【用法用量】 将以上药切细，将一斤猪脂煎成膏，在微火上煎成稠浊状药膏，去渣后取一枚如弹丸大，炙后再用手抹几百遍，热者转寒，寒者转热。即使无病的小儿，早起常在手足心及囟上抹上膏，也能避寒风。

灸法

新生小儿没有疾病，最好不要用针灸，因为如果用针灸，定会惊动小儿的五脉，容易生成痫病。如确有惊痫症，可用以下用法用量：痫病在夜半时发作的，病在足少阴；在夜深入定时发作的，病在足阳明；在黄昏发作的，病在足太阴；在日中发作的，病在足太阳；在晨朝发作的，病在足厥阴；在早旦发作的，病在足厥阴；在早晨发作的，病在足少阳。

上痫发时病所在，视其发早晚，灸其所也。痫有五脏之痫，六畜之痫，或在四肢，或在腹内，当审其候，随病所在灸之，虽少必愈，如果失其要，则为害也。

肝痫之为病面青，目反视，手足摇，灸足少阳、厥阴各三壮。

心痫之为病面赤，心下有热，短气息微数，灸心下第二肋端宛宛中，此为巨阙也，又灸手心主及少阴各三壮。

脾痫之为病，面黄腹大，喜痢，灸胃脘三壮，挟胃脘旁灸二壮，足阳明、太阴各二壮。

肺痫之为病，面目白，口沫出，灸肺俞三壮，又灸手阳明、太阴各二壮。

肾痫之为病，面黑，正直视不摇如尸状，灸心下二寸二分三壮，又灸肘中动脉各二壮，又灸足太阳、少阴各二壮。

膈痫之为病，目反，四肢不举，灸风府，又灸顶上鼻人中下唇承浆，皆有多少岁就灸多少壮。

肠痫之为病，不动摇，灸两承山，又灸足心两手劳宫，又灸两耳后完骨，各有多少岁就灸多少壮，又灸脐中五十壮。

以上是五脏痫证候。

马痫之为病，张口摇头，马鸣欲反折，灸项风府、脐中三壮，病在腹中，烧马蹄末，服了效果好。

牛痫之为病，目正直视腹胀，灸鸠尾骨及大椎各三壮，烧牛蹄末，服了效果好。

羊痫之为病，喜扬目吐舌，灸大椎上三壮。

猪痫之为病，喜吐沫，灸完骨两旁各一寸七壮。

犬痫之为病，手足挛，灸两手心一壮，灸足太阳一壮，灸肋户一壮。

鸡痫之为病，摇头反折，喜惊自摇，灸足诸阳各三壮。

以上是六畜痫证候。

如果男孩突然患上痫病，应当灸两乳头，女孩则应该灸乳下二分的地方。

治疗小儿猝发痫病，身体僵直如死人，以及腹中雷鸣，可以灸太仓和脐中以及上下两边各一寸处，共六处。还要灸正对腹部的背部位置，找这个位置，可以将绳子绕在脖子上向下量一直脐中为止，再将绳子转到背部，并顺着脊椎下行，绳子的尽头即是所要找位置，灸这个位置两旁各一寸的地方五壮。如果小儿面色发白，啼哭时脸色不变，就灸足阳明、足太阴。如果眼睛上翻，眼珠转动，应当灸顶门。取位的方法是：横向测量嘴的宽度，起止为两嘴角，再横向测量鼻下宽度，以鼻的两边为起止，然后折取一半，将这两个长度相加，从额上发际开始向上量出相同的长度，就找出应灸的位置了，正在囟门上未合的骨中，随手而动的便是，这是最为关键的地方。接着灸额上入发际后两分左右并与鼻尖正对的地方；再灸它的两旁，位置在入发际两分左右正对瞳孔的地方；接下来灸顶上旋毛中部；再接着灸客主人穴，眉后动脉处即是；再灸两耳门，即是张开口时骨缝张开并下陷的地方；再灸两耳，将耳朵卷起其最顶端处就是。还有一种方法是取耳朵上横三指处，小儿用他自己的手指来取位；再灸两耳后完骨上的青脉，也可用针刺让它出血；再灸玉枕穴，颈后高骨即是；再灸两风池穴，在耳后两大筋外发际内陷的地方；再灸风府穴，正在颈后发际中央，也可以与风池穴相比，三者高低平齐处；再灸头两角，两角就是头顶旋毛两边的起骨。

以上头部位置共十九处，小儿初生十日可灸三壮，三十日可灸五壮，五十日可灸七壮。病重的通灸一遍，轻的只灸顶门、风池和玉枕三穴。将艾制熟，炷头弄平整以后才与皮肉接触，火势便能到达病灶所处的地方。如果艾是生的，炷不平整就不能很好地接触到皮肉，白白地灸许多炷，也不会有什么效果。

如果腹满气短进而发鸣，应该灸肺募穴，在两乳上第二肋间下陷的地方，可以用悬线来定位，与瞳孔正对的地方就是了；再灸膻中穴；再灸胸膛；再灸脐中；再灸薜息，薜息在两乳下方，第一肋骨间下陷处便是；再灸巨阙穴，大人的离鸠尾下行一寸，小儿从脐中至鸠尾六等份处，即鸠尾下一寸处，并灸其两旁；再灸胃管；再灸金门，金门在肛门前阴囊后，正中央便是，也即是从阴囊下到肛门前，中分处便是。以上是腹部十二处，胸膛、巨阙以及胃管，十日小儿可灸三壮，一月以上可灸五壮，阴下缝中可灸三壮，或者有多少岁灸多少壮。

如果脊背僵直，角弓反张，灸大椎，以及灸各脏俞，还有督脊正中。取大椎到骶骨一半的长度，再从大椎开始下测，尺子尽头便是督脊。以上是背部十二处，十日小儿可灸三壮，一月以上可灸五壮。

如果手足掣疯受惊的，灸尺泽，依次再灸阳明、少商、劳宫、手心主、合谷、三间、少阳。以上是手部十六处，关键部位是阳明、少商、手心主、尺泽、合谷、少阳，壮数与前面相同。再灸伏兔，然后依次灸足三里、腓肠、鹿溪、足阳明、

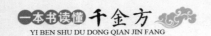

少阳、然谷。以上是足部十四处，都是可以灸的重要穴位，壮数与前面的相同。手足阳明，指人的四指或四趾，凡是小儿惊悸都应灸，如果风病剧烈发作，手足掣疯的，灸遍手足十指（趾）尖，再灸本节指或趾与掌交接处的骨节后面部位。

客忤第四

小儿之所以会患上客忤病，是因为受到外人气息的冲撞、扰乱，又称为中人，这就是客忤。不管是家人还是别房异户，不管是乳母还是父母，从外面回来，衣服经粗恶污浊之气的侵染，或者染上了牛马牲畜的气息，都可能导致小儿客忤。孩子表现出喘息不定，乳气未定的，都是客忤。在母亲喝醉或者房事过后喘息时给小儿喂奶最为严重，甚至能危及小儿的性命，要多加小心。

在乘马行走后，人身上会黏附马汗的气味，在没有经过洗浴和换衣，就走到小儿旁边，会导致小儿中马客忤。小儿突然看到有马跑来，以及听到马的嘶鸣声，还有闻到衣物带有马的气味，都会得马客忤，一定要小心看护，特别注意一岁的小儿。

小儿的衣服中不能有头发，鞋中也同样如此。白衣青带或青衣白带，都可能让小儿中忤。

凡是不经常见面的人，以及从外面带回来的不常见的东西，也能惊动小儿使其患病。防范的方法是，如果有外人或异物进入室内，要立即抱走小儿，回避起来，不要让他看见，如果不能避开，就烧牛屎，让屋子前面常有烟气萦绕，就会好转了。

中了客忤的小儿，以后无时无刻都会有这种病。而秋初几乎所有的小儿都患病，难道是所有的小儿都中客邪了吗？小儿之所以春冬少病，秋夏多病，是因为秋夏两季中，小儿阳气在外，血脉嫩弱，而秋初和夏末，早晚经常会很冷，小儿由于嫩弱，在外面就容易受到冷气的伤害而损折阳气，阳气郁结就会发壮热，胃受冷就会下痢，所以夏末秋初，小儿容易患壮热下痢的疾病，其实未必都是受了客忤或鬼邪。治疗小儿夏秋容易得病的方法是在夏末秋初时常注意观察天气的冷暖，有爆寒爆冷的天气时，小儿容易患壮热及下痢，此时千万不能先行泄下，应该先杀毒，然后才泄下。

如果小儿中了客忤，应该立即察看其口中悬痈的左右，要是有青黑色肿脉，其核如麻豆大小，或者呈赤、白、青色的话，应当用针迅速刺破，把肿脉除去，也可以掐破它，并且用棉布缠住钗头拭去污血。

小儿得了客忤，发病的症状是：上吐下痢青、红、白色的汁，肚子疼痛，辗转反侧都不能睡踏实，气喘不定，好像痫病的症状，只是眼睛不上翻，睡眠少，脸色变化不定，脉象弦急。如果不及时救治，时间长了将会很难治疗。

治疗的药方，是用淡豆豉数合，加水拌湿，捣熟，制成鸡蛋大小的丸子，在小儿顶门以及手足心滚摩，各摩完五六遍后，再摩小儿心和肚脐，上下辗转滚摩，一顿饭功夫，破开查看，里面应当有细毛，立即把丸子甩在路中，疼痛于是便停止了。

治小儿寒热以及赤气中入，用一物猪蹄散。

小儿中马客忤而呕吐不止的，灸手心主、间使、大都、隐白、三阴交各三壮。

一物猪蹄散

治小儿寒热及赤气中人方。

将猪后脚悬蹄烧成粉末，捣后过筛，用乳汁送服一撮，即见效。

白鲜皮汤

治少小客魃挟实方。

【组　　方】　白鲜皮、大黄、甘草各一两，芍药、茯苓、细辛、桂心各十八铢。

【用法用量】　以上七味药研细，用水两升，煮取九合，分三次服。

川芎散

治小儿夜啼，至明即安寐方。

【组　　方】　川芎、白术、防己各半两。

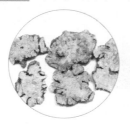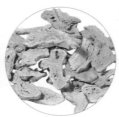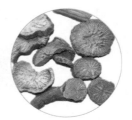

【用法用量】　以上三味药捣碎成散末，以乳和与儿服之，量多少，又以儿母手掩脐中，亦以摩儿头及脊，效果好。

二十日儿未能服散者，以乳汁和之，服如麻子一丸。儿大能服药者，酌情斟酌之。

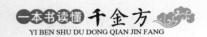

一物前胡丸

治少小夜啼方。

前胡随多少捣末，蜜和丸如大豆，服一丸，一日三次，可逐渐增至五六丸，以愈为度。

伤寒第五

小儿未经历过霜雪，就不会生伤寒病。但是如果不按自然运行的节气规律，人也会受伤害。病疫流行的时节，小儿一生下来就患有斑的，和大人一样按照流行疾病的节度治疗，不过用药量稍有不同，药性稍冷而已。

麻黄汤

治少小儿伤寒，发热咳嗽，头面发热。

【组　　方】　麻黄、黄芩、生姜各一两，杏仁十枚，石膏、甘草、芍药各半两，桂心半两。

【用法用量】　以上八味药研细，加四升水煎取一升半药汁，分两次服用，孩子太小的话可酌情减少。

治小儿伤寒方。

【组　　方】　淡竹沥、葛根汁各六合。

【用法用量】　以上两味混合，百天小儿斟酌服用，两三岁分三次服，煮后服效果佳，不宜生服。

治小儿时气方（时气即季节性、流行性、传染性兼有的病邪）。

取三两桃叶捣烂，加五升水煮十沸后取汁，每天遍淋五六次。

芍药四物解肌汤

治少小孩儿伤寒。

【组　　方】　芍药、升麻、葛根、黄芩各半两。

【用法用量】　以上四味药研细，加三升水煮取九合药汁，去渣后分两次服，一周岁以上的分三次服。

大黄汤

治小儿肉中长期有宿热，瘦脊，热消热发没有定时。

【组　　方】　大黄、芒硝、甘草各半两，石膏一两，桂心八铢，大枣五枚。

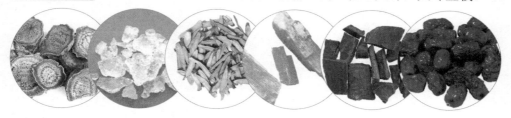

【用法用量】　以上六味药研细，加三升水煎取一升药汁，每次两合。

二物茯苓粉散

治少小儿头汗。

【组　　方】　茯苓、牡蛎各四两。

【用法用量】　以上各味药捣碎成散末，取八两粉合捣成药散。有热，就上药粉，汗便自止。

五味子汤

治小儿伤寒，病久不除，愈后复剧，瘦瘠骨立方。

【组　　方】　五味子十铢，麦冬、黄连、黄芩、大黄、前胡各六铢，芒硝五铢，石膏一两。

【用法用量】　以上八味药研细，用水三升，煎取一升半，服两合，得下便止，根据孩子大小酌情增减。

莽草浴汤

治少小儿伤寒。

【组　　方】　莽草半斤，雷丸三十枚，蛇床子一升，大黄一两，牡蛎四两。

【用法用量】　以上五味研细，加三斗水煮取一斗半药汁，温度适宜时，避开阴部及眼睛洗浴小儿。

治小儿伤寒发黄方。

捣土瓜根取三合汁，服下即可。

三物黄连粉

治少小儿盗汗。

【组　　方】　黄连、贝母、牡蛎各十八铢。

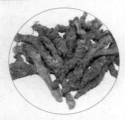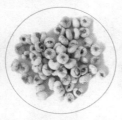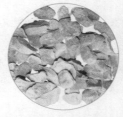

【用法用量】　以上各味药共煎取一升粉，合捣下筛后取粉粉身。效果佳。

灸两乳下一指处三壮治小儿温疟。

麦冬汤

治小儿未满百日而伤寒，身体发热，鼻中流血，呕逆。

【组　　方】　麦冬十八铢，桂心八铢，甘草、石膏、寒水石各半两。

【用法用量】　以上五味药研细，加两升半水煎取一升药汁，一天三次，分服一合。

咳嗽第六

　　二百天左右的小孩子，身上和头长小疮，稍稍治愈但不久却再次复发。一百五十天时突然有点咳嗽，用温和的药物治疗，导致痫病。背脊屈曲拘急，四肢挛缩，直翻白眼，一天发作20多次，甚至没有了呼吸，许久又会醒过来。连续几天用治痫病的药，让他尽快呕吐取下，再慢慢单饮竹沥汁，24小时共服一升左右。这样，病情开始缓解，发病间隔也会延长，再服竹沥汤使他吐下，进一步延长发病间隔。等他不吐时，让他慢饮一些竹沥汁。

桂枝汤

治十天至五十天小儿，突然昼夜不停地顿咳、呕逆、吐乳汁。

【组　　方】　桂枝半两，紫菀十八铢，麦冬一两十八铢，甘草二两半。

【用法用量】　以上四味药研细，用水两升煮取半升药汁，一夜四五次，用棉布蘸药汁滴入小孩的口中，同时节制喂奶。

四物款冬丸

治小儿咳嗽，一开始时咳嗽不停，甚至不能啼哭，昼轻夜重。

【组　　方】　款冬、紫菀各一两半，伏龙肝六铢，桂心半两。

【用法用量】　以上四味药研末，加蜜调成泥，每天三次各取一粒如枣核大的敷在乳头上，让小儿吸乳时慢慢服下。

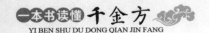
麻黄汤

治恶风侵犯了小儿肺，喘气时肩部起伏，呼吸不安宁。

【组　方】　麻黄四两，生姜、半夏各二两，桂心五寸，甘草一两，五味子半升。

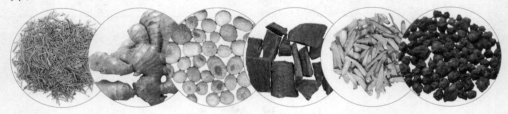

【用法用量】　以上六味药研细，用水五升煎取两升药汁，百日内的孩子每次服一合，其余根据孩子的大小斟酌用量，就会痊愈。

八味生姜煎

治小儿轻微咳嗽。

【组　方】　生姜七两，干姜四两，紫菀、款冬花各三两，甘草三两，杏仁一升，桂心二两，蜜一升。

【用法用量】　将除蜜以外的诸药研末，放入锅中加蜜煎焙成饴膏状即可。饭前或饭后服药，一日四五次。

癖结胀满第七

地黄丸

治小儿面黄肌瘦，胃气不调，不爱吃饭。

【组　方】　生地黄、大黄各一两六铢，杏仁、当归、柴胡各半两，茯苓十八铢。

【用法用量】　以上六味药研末，加蜜调成如麻子大的丸。每日三次，每次五丸。

治小儿肚子大且硬，便秘。

猪脂和韭根汁一起煎后慢服。

治疗小儿有癖。

灸两乳下一寸各三壮。

牛黄鳖甲丸

治少小癖实壮热，食不消化，中恶忤气。

【组　方】　牛黄、厚朴、茯苓、桂心、白芍、干姜各半两，麦曲、柴胡、大黄、鳖甲、枳实、川芎各一两。

【用法用量】　将方中诸药研为细末，以蜜调和制成如小豆大小的药丸，一日三次，酌情量之。

芫花丸

治小儿心下痞，痰癖结聚，腹大胀满，身体壮热，不欲哺乳。

【组　方】　芫花、黄芩各一两，大黄、雄黄各二两半。

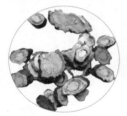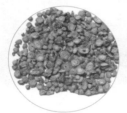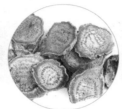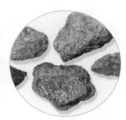

【用法用量】　将方中诸药研为细末，以蜜调和更捣一千杵，三岁儿至一岁以下服如粟米一丸，欲服丸放入儿喉中，令母与乳。如果长服消病者，当酌情与服之，与乳哺相避。

鳖甲丸

治少小腹中结坚，胁下有疹，手足烦热。

【组　方】　鳖甲、白芍、大黄各三十铢，茯苓、柴胡、干姜各二十四铢，桂心六铢，䗪虫、蛴螬各二十枚。

【用法用量】　将方中诸药研为细末，以蜜调和制成如小豆大小的药丸，一日七丸，可逐渐增加，以见效为准。

鳖头丸

治小儿痞气，胁下腹中有积聚坚痛。

【组　方】　鳖头一枚，甘皮半两，虻虫、䗪虫、桃仁各十八铢。

【用法用量】　将方中诸药研为细末，以蜜调和制成如小豆大小的药丸，每次两丸，一日三次，大便不通畅，加大黄十八铢，以见效为准。

藿香汤

治小儿肚子大且硬，腹胀，下痢，呕吐，逆害喂奶方。

【组　　方】　藿香一两，甘草、青竹茹各半两，生姜三两。

【用法用量】　以上四味药研细，用水二升煮取药汁八合，每日三次，每次一合。有热的加半两升麻。

桂心橘皮汤

治小儿气逆，五六天不吃东西。

【组　　方】　桂心半两，橘皮三两，人参半两，黍米五合，薤白五两。

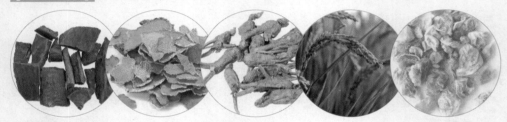

【用法用量】　以上五味药研细，用水七升煎取三升，再下米、薤，米熟即成，慢服。

治小儿瘦削、羸弱，不妨喂奶，适合常服的处方。

【组　　方】　甘草五两。

【用法用量】　甘草研末，加蜜和丸。一岁小儿每天三次，每次服豆大的十丸，服完了继续做。

目病第一

四五十岁以后，人就会感觉到眼睛逐渐昏暗，而六十以后，甚至渐渐失明。治疗方法：如果眼睛昏暗是因为肝中有风热，应灸肝俞，再服用几十剂除风汤丸散即可。眼中无病，只补肝即可；而如果有病，则要敷石胆散药等。另未满五十岁的，可服泻肝汤；五十岁以后则不宜再服。

如果按照方法谨慎养护，到白头之时也不会患眼病，但如果年轻时不慎将息，到了四十岁，眼睛就开始发昏。所以四十岁以后，需常闭目养神，没有要紧的事，不宜总是睁大眼睛，此乃护眼极要。养生的人要注意，眼睛失明的原因有很多，但主要有以下十六种：长期从事抄写工作、雕刻精细的艺术品等手工工作、生吃五种辛味的食物、夜晚读细小的字、月下看书、吃喝时热气冲触眼睛、性交过度、久居烟火之地、过多流泪、极目远望、长久地注视日月、吃烫的面食、酗酒、夜晚注视星星或灯火、无休止地赌棋、刺头流血过多。另外，驰骋打猎而被风霜所侵、日夜不休地迎风追捕野兽等是失明的间接因素，所以不要图一时之快而放纵成痼疾！

眼睛患病通常与脏腑息息相关，内脏的病情也会通过眼睛表现出来。眼睛呈黄色的，病因在脾脏；呈白色的，肺脏是病因；呈黑色的，病因在肾脏；呈红色的，心脏是病因；呈青色的，病因在肝脏；呈说不出的黄色的，病因在胸中。对眼睛中发痛的赤脉进行诊断，通常是因手少阳三焦经引起的，是从外往内的；足太阳膀胱经引起的眼病，是从上往下的；足阳明胃经引起的，是从下往上的。

足太阳膀胱经通过颈项入于脑，属于目系。目、头痛时可灸其经，位于颈项中两筋之间，入脑后分行。阴、阳跷脉，阴阳之气上行并相会，然后阴气出而阳气入，相会于外眼角。如果阴气竭绝，会入眠；阳气旺盛，就会睁大眼睛。

胆逆热气上行移热于脑，导致鼻梁内感觉辛辣、恶浊的鼻涕下流不止，日久传变而鼻塞、目暗不明。

悬颅：足阳明胃经经由鼻两边入于面部，属口，入目系。有损视力的可灸其经，补其不足，损其有余。如果用反补泻之法则会更严重。

补肝丸

治眼暗，每次受寒即流泪，由于肝痹（由于筋痹不愈而又邪气内驻于肝）。主症为喝水多，小便频，腹大如怀孕，睡觉多惊，循肝经自上而下牵引小腹作痛。

【组　方】 两具兔肝，五味子十八铢，甘草半两，茯苓、生地黄、细辛、蕤仁、柏子仁、枸杞子各一两六铢，车前子二合，川芎、防风、山药各一两，菟丝子一合。

【用法用量】 以上十四味药研末，调成如梧桐子大的蜜丸，每天两次，每次用酒送服二十丸，可加到四十丸。

泻肝汤

治眼息肉（眼中胬肉从眼角横贯白睛，攀侵黑睛），迷蒙看不见物的病症。

【组　方】 芍药、柴胡、大黄各四两，枳实、升麻、栀子、竹叶各二两，泽泻、黄芩、决明子、杏仁各三两。

【用法用量】 以上十一味药切细，加水九升，熬取汤药两升七合，分三次服。体壮热重者，加大黄一两；年老瘦弱者，去大黄而加五两栀子。

大枣煎

治息肉急痛，目热眼角红，生赤脉侵睛，眼闭不开，像眼睛受芥子刺激而引起的一种不适感觉。

【组　方】 去皮核大枣七枚，淡竹叶（切）五合，黄连二两。

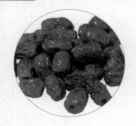 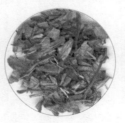 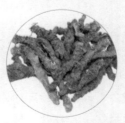

【用法用量】 以上三味药，先用水两升熬竹叶，取汁液一升。澄清后得八合，再加黄连、大枣肉熬取四合，去渣澄净后细细地敷在眼角。

补肝散

治目失明迷蒙。

【组　方】 一具青羊肝，除去上膜切薄片，纳于擦拭干净的新瓦瓶子中，炭火上炙烤至汁尽极干后研末，蓼子一合，炒香，决明子半升。

【用法用量】 以上三味治择捣筛后做成散药，每日两次，饭后用粥送服方寸匕，可逐渐增加至三匕，不要超过两剂。想夜读细书，最好连续服一年。

鼻病第二

治鼻塞，脑冷，流清涕。

【组　方】 通草、辛夷各半两，细辛、甘遂（一作甘草）、桂心、川芎、附子各一两。

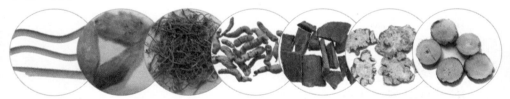

【用法用量】 将方中诸药共研为细末，制成蜜丸，用药棉裹着放入鼻中，密封塞住，不要令其气泄，药丸如大麻子大小，稍微增加微微会觉得痛，捣姜制成丸即可痊愈，用白狗胆汁调和，效果更好。

治鼻塞，常有清涕流出。

【组　方】 细辛、蜀椒、干姜、川芎、吴茱萸、附子各十八铢，桂心一两，皂荚屑半两，猪膏一升。

【用法用量】 将方中诸药捣碎，用药棉裹着，放在苦酒中浸泡一夜，取猪膏煎，以附子大的颜色色度黄为度，去渣，用药棉裹着放入鼻孔中，并且摩擦鼻子。鼻涕流出不止。灸鼻两孔与鼻柱共七壮。

治鼻塞窒香膏方。

【组　方】 白芷、川芎、通草各十八铢，当归、细辛、莽草（《短剧》和《千金翼方》中此药作薰草）、辛夷各三十铢。

【用法用量】 将方中诸药捣碎，以苦酒浸泡一夜，以一升不含水的猪肪煎，三上三下，以白芷色黄而膏成，去渣，用药棉蘸如枣核大小的药量，放入鼻中，每日三次（《短剧》中记载，此方中加入桂心十八铢）。

治鼻不利香膏方。

【组　　方】 当归、薰草（《古今录验》用木香）、通草、细辛、蕤仁各十八铢，川芎、白芷各半两，羊髓（猪脂也可以）四两。

【用法用量】 将方中诸药捣碎，用微火合煎，三上三下，白芷色黄而膏成，去渣，取如小豆大小的药量，放入鼻中，每日两次。先患热后鼻中生赤烂疮的，以黄芩、栀子代替当归、细辛。

治鼻窒，气息不通方。

【组　　方】 小蓟一把。

【用法用量】 将小蓟捣碎，用三升水，煎取一升，分两次服下。

治鼻窒方。

【组　　方】 小瓜蒂（末）适量。

将瓜蒂末少许吹入鼻中，也可用药棉裹着塞入鼻中。

治鼻窒，不通气。

【组　　方】 槐叶五升，葱白（切）一升，淡豆豉一合。

【用法用量】 将方中诸药，以五升水，煎取三升，分三次温服。

治鼻有息肉，不闻香臭方。

【组　　方】 瓜子、细辛各等份。

【用法用量】 将瓜子和细辛共研为细末，用药棉裹着如豆大的药量，塞入鼻中，过一会儿就会通。

通草散方

治鼻中息肉不通利。

【组　　方】 通草半两，矾石、珍珠各一两。

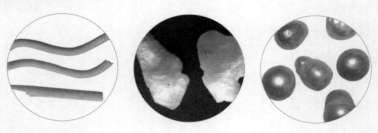

【用法用量】 将方中诸药共研为细末，用药棉裹着如豆大的药量，塞入鼻中，一日三次。一方有桂心、细辛各一两，同前捣为细末。

治衄鼻、鼻中息肉不得息方。

【组　方】 矾石六铢，藜芦六铢，瓜蒂二七枚，附子十一铢。

【用法用量】 将方中诸药研为细末，以小竹管吹药如小豆许于鼻孔中，以棉絮塞鼻中，一日两次，以痊愈为度（《古今录验》葶苈子半两）。

生地黄汤

治鼻衄方。

【组　方】 生地黄八两，黄芩一两，阿胶二两，柏叶一把，甘草二两。

【用法用量】 上药切碎。用水七升，煎取三升，去渣，放入阿胶煎取两升半，分三次服。

治鼻出血不止方。

【组　方】 生地黄、栀子、甘草各等份。

【用法用量】 以上三味药捣碎成散末。酒服方寸匕，一日三次。如鼻疼者，加淡豆豉一合；鼻有风热者，以葱涕和服如梧子大小五丸。

治鼻衄方。

地黄汁五合，煮取四合，空腹服之，忌酒炙肉，且服粳米饮。

口病第三

治口疮的神药是角蒿、蔷薇根。口疮或牙齿有病，应禁酸、苦酒、油、酒、酱、面、咸、干枣，而且病愈后仍应长期慎食，否则复发后更难治愈。

升麻煎

治膀胱灼热，咽喉肿痛口舌生疮。

【组　方】 升麻、蔷薇根白皮、玄参、射干各四两，蜜七合，黄柏、大青各三两。

【用法用量】 以上六味药研细，用水七升熬煎取一升五合，去渣后加蜜再熬两沸，细细含咽。

治口中疮烂，疼痛不下饭方。

【组　　方】　甘草一寸，杏仁二十枚，黄连六铢。

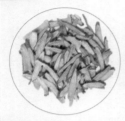 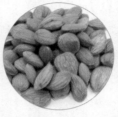 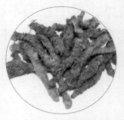

【用法用量】　以上三味药研末后和匀，白天三次夜间一次，用药布包杏仁般一点含在口中。

治唇口生疮，胃中客热方。

【组　　方】　天花粉十八铢，甘草、大黄、茯苓、蔷薇根、黄芩各三十铢，桂心半两，杏仁、枳实、黄连各二两。

【用法用量】　以上十味药研细末，每日饭前用浆水送服。当脸上或口中的息肉变大时，挑破并去除脓血，即可痊愈。

治口疮长期不愈，而传入胸中生疮三年以上。

夏季用茎和叶、冬季用根，熬取蔷薇根浓汁，白天三次晚间一次，慢慢口含咽下。

又一方烧角蒿灰敷口疮，一两夜即痊愈。有汁的话不能咽下要吐出。

甘草丸

治口中热干。

【组　　方】　枣膏、乌梅肉、生姜、半夏、甘草、人参各二两半。

【用法用量】　以上六味药研细末，制成弹子大的蜜丸，每日三次含而咽汁。

五香丸

治口臭、身臭，止烦散气而留香。

【组　　方】　青木香、藿香、丁香、零陵香、豆蔻、白芷、桂心各一两，香附子二两，当归、甘松香各半两，槟榔两枚。

【用法用量】　以上十一味药研细末，加蜜调成如大豆般的药丸，白天三次夜间一次，含一丸咽汁。五天后口香，十天后体香，甚至二十八天后洗手的水落地也香。下气去臭，忌五辛。

舌病第四

治舌上生疮无法饮食，舌本强，颈两边痛。此是心虚热所致。

【组　　方】　柴胡、升麻、芍药、栀子、通草各二两，黄芩、大青、杏仁各一两半，生姜、石膏各四两。

【用法用量】　将方中诸药捣碎，以一斗九升水煮，煎取三升半，分四次服下，白天三次，夜间一次，药渣可重复煎取服用。

治舌强，不能说话方。

【组　　方】　矾石、桂心各等份。

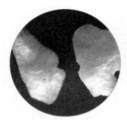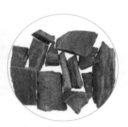

【用法用量】　将方中诸药研成细末，安放在舌下，即可痊愈。

治舌突然肿，满口溢出，如吹猪脬，气息无法通顺，延误治疗会导致人死亡。

可先用指甲刮破舌的两边，去除里面的汁就会痊愈；也可用铍刀，将舌的两边划破。再用疮膏敷在患处。

唇病第五

润脾膏

治由脾热导致的口唇焦干。

【组　　方】　生地黄汁、生天冬（切）各一升，葳蕤、生麦冬各四两，甘草、川芎、白术、细辛各二两，升麻、黄芪各三两，猪膏三升。

【用法用量】　以上十一味药研细末，用苦酒泡一夜，再用药棉包住，临熬时加猪膏和生地黄汁，熬至水蒸尽为止，去渣后取药膏细细地含咽。

烧香泽法

【组　方】　沉香、甲香、丁香、麝香、檀香、苏合香、薰陆香、零陵香、白胶香、藿香、甘松香、泽兰各六两。

【用法用量】　用胡麻油五升，先煎油令熟，再下白胶香、藿香、甘松、泽兰，少时下火，棉滤放入瓷瓶中，剩下的八种香捣作末，以蜜和，不要太湿，放入一小瓷瓶中令满，以棉幕口，竹十字络之。以小瓶覆大瓶上，两口相合，密泥泥之。乃掘地埋油瓶，令口与地平，再用干牛粪烧，七日七夜不须急，烧满十二日最佳，待冷出之即成。其瓶并须熟泥匀厚一寸，曝干，就能用了，一方用糠火烧之。

炼蜡合甲煎法

【组　方】　蜡、紫草各二两。

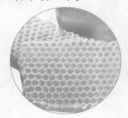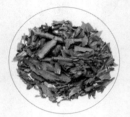

【用法用量】　以上先炼蜡，令蜡化，再放紫草煮，少时候看，以紫草于指甲上研之，紫草心白即出之，下蜡，不要凝结，即倾弱一合甲煎于蜡中，均搅之后，灌筒中，就不要动了，凝结后取出，就成了好口脂。敷口面，一日三次。

治唇生疮方。

以胡粉敷之。

治唇边生疮，连年不愈方。

以八月蓝叶十斤绞取汁洗，不过三日愈。

治冬月唇干裂出血方。

捣桃仁，以猪脂和，敷之。

治远行唇口面皴裂方。

熟煎猪脂，在外出的当天晚上敷面而卧即可。

齿病第六

治牙齿间出血方。

【用法用量】 用苦竹叶熬浓汁，等温度适宜时加少量盐含在口中，冷了吐掉就行。

治龋齿和虫牙方。

【组　　方】 高良姜、川芎各十二铢，白附子、细辛、知母各六铢。

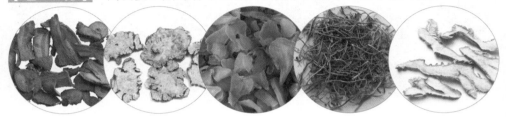

【用法用量】 以上五味药研细末，一天两次，用药棉包一点放到牙齿上，有汁即吐出。此方还能治口气。

治牙齿有洞，厌食睑肿方。

【组　　方】 十叶莽草，七枚长四寸的猪椒附根皮。

【用法用量】 以上两味药研细末，用浆水两升熬取汤药一升，每天两三遍满口含，倦了吐掉即可。

治牙根肿方。

【组　　方】 一把松叶（切），一合盐。

【用法用量】 以上两味药用酒三升，熬取汤药一升，含口中即消肿。

治口齿疼痛难忍、头面风症方。

【组　　方】 蜀椒二合，雀李根、独活各二两，莽草十叶，川芎、细辛、防风各一两。

【用法用量】 以上七味药研细末，用酒两升半熬三五沸，去渣后含在口中，不要咽，汁冷后就吐掉。张文仲方有二两白术。

治牙龈间不断出血和津液方。

用口含住用生竹茹二两和苦酒熬的药汁即可止血。

治牙根活动欲脱落方。

每日四五次，咬住包有生地黄的药棉，同时再切细，用汁水浸泡牙根然后咽下，十天后就会痊愈。

含漱汤

治牙痛。

【组 方】 独活、当归各三两，细辛、荜茇、黄芩、川芎各二两，丁香一两。

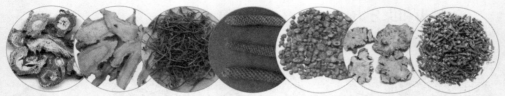

【用法用量】 以上七味药研细末，用水五升熬取汤药两升半，去渣后漱口，一段时间后吐掉再含（《古今录验》同，有二两甘草）。用药期间忌食辛辣、生冷食物。

喉病第七

患喉痹（中风失语）不能说话语的，服小续命汤，加杏仁一两。

乌翣膏

治喉咙肿（脾胃热的外在表现），气不畅通，乌翣膏主之。

【组 方】 生乌翣十两，升麻三两，羚羊角二两，蔷薇根（切）一升，艾叶六铢（生者尤佳），芍药二两，通草二两，生地黄（切）五合，猪脂二斤。

【用法用量】 以上九味药，切碎。用药棉包好放到苦酒一升中淹浸一晚，再放入猪脂中，微火煎取，等苦酒熬尽去渣成膏，薄棉裹膏似大杏仁，放入喉中，细细吞下即可。

治喉肿痛，风毒冲心胸方。

【组 方】 淡豆豉一升半，犀角（水牛角代）、射干、杏仁、甘草各二两，羚羊角一两半，芍药三两，栀子七枚，升麻四两。

【用法用量】 以上九味药，切碎。用水九升，煎取三升，去渣，再放淡豆豉煮一沸，分三次服。

治喉肿胸胁支满方。

灸尺泽百壮。

治风毒咽水不下，及瘰疬肿方。

【组　　方】　升麻、芍药各四两，射干、杏仁、枫香、葛根、麻黄各三两，甘草二两。

【用法用量】　以上八味药，切碎。用水八升，煎取两升半，分三次服。

治喉痹方。

荆沥，稍稍咽之。

治喉痹及毒气方。

桔梗二两，水三升，煎取一升，每日三次服用。

又方 生姜二斤，捣取汁，蜜五合，微火煎相和，服一合，每日五次服用。

又方 剥大蒜，塞耳鼻，一日两次。

治喉痹、突然不得语方。

浓煮桂汁，服一升，也可把桂研作细末，放在舌下，慢慢咽下，效果好。

又方 煮大豆汁含在嘴里，无豆用豉，效果也好。

又方 以酒五合和人乳汁半升，分两次服。

治喉突然肿、不下食方。

以韭一把，捣熬敷之，冷后再换。

治悬雍咽热、暴肿长方。

干姜、半夏等份，研为细末，取少许放在舌上。

治咽伤语声不彻方。

【组　　方】　酒一升，干姜末二两半，酥一升，通草、桂心、石菖蒲各二两（研细末）。

【用法用量】　以上六味和匀，服一匕，一日三次。

治哑塞咳嗽方。

【组　　方】　桂心六铢，杏仁十八铢。

【用法用量】　以上两味研为细末，以蜜丸如杏仁大。含化，细细咽汁。

治咽痛，逆气不能食方。

麻子一升熬黑。以酒一升淋取汁，空腹一服一升，逐渐增加至两升，用被盖好发汗。不要接触冷风。

治咽喉不利下气方。

【组　　方】射干、杏仁、人参、附子、桂心各一两。

【用法用量】将以上所列药物研成粉末状，制成如手指头般大小的蜜丸，含一丸，稍稍咽之，令药味相接。

治咽喉中痛痒，吐之不出，咽之不入，似得虫毒方。

含生姜五十日，就痊愈了。

耳疾第八

治肾热，面色发黑，眼睛发白，肾气内伤，耳鸣吵闹、气短，四肢疼痛，腰背相引，小便黄赤。

【组　　方】羊肾（以用来食用的方法来炮制）一具，白术五两，生姜六两，玄参四两，泽泻二两，芍药、茯苓各三两，淡竹叶（切）二升，生地黄（切）一升。

【用法用量】将方中诸药捣碎，以二斗水煮羊肾、竹叶，取一斗，去渣澄清，放入其余的药，煎取三升，分三次服下，不痊愈，三天后再服一剂。

治耳聋，干耵聍（又称耳屎、耳垢，是耳内津液所结成。如果被风热侵袭，也能硬结成核堵塞耳朵，导致耳聋）出不来。

【组　　方】白颈蚯蚓、葱叶各适量。

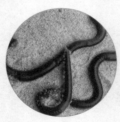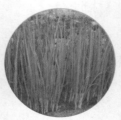

【用法用量】把捣好的自然死亡的白颈蚯蚓放到葱叶中，以面封住两端蒸熟，化水后把汁滴满耳中，几遍即容易挑出了；好转后再用头发包严塞耳。《肘后方》中用此方治疗蚰蜒入耳。

治蚰蜒入耳方。

【组　　方】胡麻适量。

【用法用量】用袋装捣碎的炒胡麻，耳朵倾侧枕在袋子上，蚰蜒就会出来。

治百虫入耳。

用半升苦酒调和一撮蜀椒末，灌到耳中，走二十步的时间虫子就会出来。

治风聋（聋兼头痛，多由风邪入耳，宗脉虚，而经气堵塞导致），虚聋（肾虚引起的耳聋），劳聋（因气血真元亏虚引起的耳聋），毒聋（脓毒瘀血壅塞耳窍引起的耳聋），久聋（血虚、气虚、肝肾阴虚等引起的长期耳聋），气聋（因气虚引起的耳聋，按病机、病因可分为气逆耳聋和气虚耳聋），耳鸣（由中气下陷或肾阴亏虚导致的虚证耳鸣和由肝火、血瘀或痰火上逆导致的实证耳鸣）方。

【组　方】　远志、蛇床子、石斛、牡丹皮、附子、山茱萸、生地黄、当归、桂心、菟丝子、干姜、巴戟天、细辛、肉苁蓉、芍药、人参、甘草、泽泻、黄芪各二两，防风一两半，石菖蒲一两，羊肾两枚，茯苓三两。

【用法用量】　将方中诸药共研为细末，以蜜调和制成梧桐子大小的药丸。每日三次，每次在饭后服下十五丸，药量可逐渐增至三四十丸。以上证候都是由于肾虚所导致的，要痊愈还要敷通利九窍的药。

治肾虚寒，腰脊苦痛，阴阳微弱，耳鸣焦枯方。

【组　方】　生地黄汁二升，生天冬汁、白蜜各三升，羊肾一具炙，白术、麦曲各一斤，甘草、干姜、地骨皮各八两，桂心、杜仲、黄芪各四两，当归、五味子各三两。

【用法用量】　将方中诸药共研为细末，放入盆中，取前三物汁和研，微火加热研磨至干燥。酒服方寸匕，一日两次。

治耳聋鸣、汁出，皆由肾寒，或一二十年不愈方。

矾石少许，以生石菖蒲根汁和，点入耳中。

治耳聋方。

【组　方】　蓖麻仁五合，杏仁、石菖蒲、磁石、桃仁各三分，巴豆一分，盐三分，附子二分，薰陆香、松脂各十分，蜡八分，通草三分。

【用法用量】　以上十二味先捣草、石药极细，另研诸仁如脂，放松脂、蜡，合捣数千杵。以如枣核大药棉裹塞耳，一日四五次，出之转捻，三四日后病就好了。

治耳聋齿痛赤膏方。

【组　方】　桂心、大黄、白术、细辛、川芎各一两，干姜二两，丹参五两，蜀椒一升，巴豆十枚，大附子两枚。

【用法用量】　以上十味药，研细，用苦酒两升浸一晚，放煎猪肪三斤，火上煎，三上三下，药成，去渣，可服用可按摩。耳聋者棉裹放耳中，齿冷痛，则着齿间，诸痛皆可按摩。如果腹中有病，以酒和服如枣许大。咽喉痛，取枣核大吞下肚。

治突然耳聋方。

【组　　方】 细辛、石菖蒲各六铢，杏仁、神曲末各十铢。

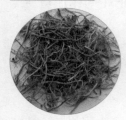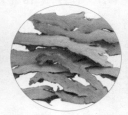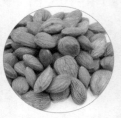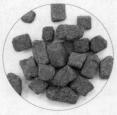

【用法用量】 以上四味捣为丸，干即着少两猪脂，如枣核大，药棉裹放耳中，一日一次，好点后，两日一次，夜晚取出，白天塞耳中。

治三十年耳聋方。

故铁三十斤，用水七斗，浸三宿，取汁，入曲酿米七斗，如常造酒法，候熟，取磁石一斤，研末，浸酒中，三日乃可饮，取醉；以棉裹磁石纳耳中，好覆头卧，酒醒去磁石，即愈。

治耳鸣聋方。

【组　　方】 当归、细辛、川芎、防风、附子、白芷各六铢，鲤鱼脑八两。

【用法用量】 以上六味药研细末，以鲤鱼脑八两合煎，三上三下，膏成，去渣，以枣核大灌耳中，白天以药棉塞耳孔。

治耳鸣如流水声，不治久成聋方。

生乌头掘得，乘湿削如枣核大，放入耳中，一日换一次，三日就痊愈了。亦疗痒及突然风聋。

治耳鸣水入方。

【组　　方】 通草、细辛、桂心各十八铢，石菖蒲一两，附子六铢，矾石六铢，当归、甘草各十二铢，独活一两半。

【用法用量】 以上九味药研细末，用白鹅脂半合，稍稍和如枣核，药棉裹放入耳中，一日三次。

面病第九

治雀斑、粉渣、面有黑气。

【组　方】　白石脂六铢，白鼓十二铢。

【用法用量】　将方中诸药捣碎，筛后用鸡蛋清来调和，晚上睡觉时把药涂在脸上，早晨用井华水洗掉。

治全身及面部印纹。

用针刺破所文的字，用苦酒调红土敷在上面，干后再更换新的，至消除所有黑纹为止。

桃花丸

治面部皮肤黑。

【组　方】　桃花两升，桂心、乌喙、甘草各一两。

【用法用量】　将方中诸药共研为细末，以白蜜调和制成如大豆大小的药丸，一次服十丸，每日两次。治疗十天就能有所改变。（一方有白附子、甜瓜子、杏仁各一两，为七味）

白瓜子丸

有使面色白皙有光泽的作用。

【组　方】　白瓜子二两，藁本、远志、杜衡各一两，天冬三两，白芷、当归、车前子、云母粉各一两，柏子仁、细辛、橘皮、瓜蒌仁、铅丹、白石脂各半两。

【用法用量】　将方中诸药共研为细末，以蜜调和制成梧桐子大小的药丸，一次服二十丸，每日三次。

栀子丸

治酒糟鼻。

【组　方】　栀子、淡豆豉各三升，川芎、甘草各四两，大黄六两，木兰皮半两。

【用法用量】　将方中诸药共研为细末。以蜜调和制成如梧桐子大小的药丸，一次服十丸，每日三次，药量逐渐增加至十五丸。

论风毒状第一

　　考察各种医书药方，往往有论述脚气病的，然而古时很少有人得这种病。自晋朝永嘉南渡（晋永嘉以后），因战乱蜂起，晋室南迁，直至司马睿在建康（即今南京）重建政权，史称永嘉南渡以来，豪门贵族多有人得这种病。岭南有位叫支法存的僧人，江东有位仰道人，他们都十分留意医书药方，尤其擅长治疗脚气病。晋朝士族望门，大多获得治疗而痊愈，全靠这两位先生。南北朝刘宋萧齐年间，有佛门弟子深师向道人学习医术，并收录了支法存等各家旧医方三十卷，其中治疗脚气的药方有百余首。拓跋魏朝及宇文周朝时期，都没有这种病，所以姚僧垣南北朝名医家收集此类验方，不是太殷勤，徐之才撰录医方，也没有加以留意。特别是三国鼎立时期，风俗教化还没统一，各地气候并不相同，寒暑时间也不相等，所以函谷关以西黄河以北的广大地区并不知道还有这种疾病。自从唐朝建立以来，天下统一，最南端的地势非常重要，于是朝廷派遣将士，镇守南疆，由于他们不习水土，全都患上了脚气病。近来黄河流域一带的士大夫，虽从来没有去过长江以南地区，但也有人患上了脚气病，这是因为如今天下风气混同，物类也全都相同齐等造成的。由于这种疾病的发作，最先是从脚上起的，接着会出现胫肿，人们便称它为脚气病，深师所说的脚弱也是这个意思。深师记述了支法存所用的由永平山、敷施连、范祖耀、黄素等配的各种脚气病药方，总共有八十多条，条条都是精要。其实学习医术的人搜寻披览，最感到繁重的，就是药方的集成，突然想用来救急，却又失去了方向，不知如何使用才好。如今我选取那些经过使用且非常有效的，用来预备应急，其余的就不再记述了。

论如何染上脚气病的

有人问风毒中伤人体，身上任何地方都可能发病，但脚气病为什么偏偏表现在脚上呢？答案是：人有五脏，心、肺两脏的经络起于手的十指，肝、肾和脾三脏的经络起于脚的十趾。风毒的邪气，都是从地上发起的，地的寒暑风湿都发成蒸气，而脚常常踩在大地上，所以风毒侵害人体，必然先侵害双脚。如果脚气长期不痊愈，会遍及四肢腹背以及头颈。轻微的时候人不会觉察，等到痼滞形成时才能觉察。医经上说的次传和间传指的就是这种情况。

论染上以后有没有感觉

凡是脚气病，都是由感受风毒而造成的，得了这种病，人们不会立即觉察，它常会因为其他疾病，才一度开始发作，或者突然气息衰弱，两三天以后仍没有起色，这才觉察到疾病的存在，那些庸医很多都不认识这种疾病，而是纷纷当作杂病来治疗，患者没有不毙命的。因此这种病大多不被人认识，它开初起病时非常轻微，饮食嬉戏以及气力和往常一样，只有突然发生脚曲弱不能走动时，才觉得有不正常的情况，黄帝所说的缓风湿痹指的就是这种病。

论脚气病的症状

在脚上还没有觉察到什么异样时，头颈臂膊已有些不适；虽然其余各处都没有什么感觉，然而心腹五脏都已经受到困扰。风毒侵袭入身体后，就会看到饮食就呕吐，或讨厌闻到食物的味道，或腹痛下痢，或大小便不通，或胸中惊悸，不想见光亮，或精神昏愦，或妄生喜迷，语言错乱，或发热头痛，或身体酷冷、疼痛烦躁，或觉得转筋，或脚胫肿，或大小腿顽痹，或时时缓纵不遂，或又百节挛急，或小腹麻木，这些都是脚气病的症状，也称为风毒脚气的证候。脚气的症状难以觉察，所以一定要细细审察。否则，很容易失去要点，一旦疾病生成，就难以治疗了，妇女也同样如此。很多妇女在生产之后，春夏贪凉，容易中脚气风毒，所以应当特别小心。产后妇女如果有热闷掣动抽搐，惊悸心烦，呕吐气上这些情况，都是脚气的证候。另外，如果觉得脐下冷痛，闷满不快，兼有小便淋涩，与平时正常情况不大一样，也是脚气的证候。脚气病中，麻木无力的称为缓风，疼痛的称为湿痹。

论得病的原因

一年四季之中，都不要久立久坐在湿冷的地方，也不要因为酒醉出汗，就脱去衣服鞋袜，而当风受凉，那样都会生成脚气病。如果夏季在潮湿的地方坐、立时间久了，湿热之气会蒸入人的经络，病一发作就会生热，四肢必定酸痛，而且烦闷；如果冬季在湿冷的地方久立久坐，冷湿的地气也会向上侵入经络，病一发作则会四体酷冷转筋；如果因当风取凉得了脚气，病一发作就会皮肉麻木，各处肌肉瞤动，并渐渐转向头部。平常，天气忽然暴热时，人们大多不能忍受，但在这个时候，一定不能立即取寒来畅快心意，即使突然有暴寒也不能感受它的寒气，否则就会使人生病。世上有些专心求学的人，一心一意地专注于手中的事情，久坐久立在潮湿的地方，而又不经常活动，冷风袭来，侵入了经络，不知不觉中疾病也就生成了。所以风毒侵袭人体，要么先侵入手脚十指（趾），因为出汗时毛孔大开，皮肤开通，风就像急驶的箭一般，或先中脚心，或先中脚背，或先中膝下小腿的内外侧。人如果不想得这种病，刚刚发觉身体有些异常时，就在感觉不适的地方灸二三十壮，疾病就会因此而痊愈，而且不会复发。黄帝说：当风取凉，酒醉行房，都会得上这种疾病。

论冷热不同

有人问为什么生病有的冷而有的热呢？回答是：脚有三阴经三阳经，寒邪侵袭三阳经所生的病必为冷病，暑邪侵袭三阴经所生的病必为热病，所以疾病分有表、里、冷、热。因为冷热不同，所以热病要用冷药来治，冷病要用热药来疗，小心治疗以缓解病情。脾感受到阳毒就会生热顽，肾感受到阴湿毒气则会生寒痹。

论因脚气引发其他病

虽然患了脚气病，并不妨石钟乳的动发，这都需服用压石药来治疗。因为患脚气而引发其他疾病的，就用各种药物有针对性地治疗。如果引起小便不畅的，就用猪苓、茯苓以及各种通利小便的药来治；引起大便非常艰涩的，就用麻仁丸等来治疗；引起遍体肿满进而生成水肿病的，就要用治水肿的药方中的各种治水药来治，其他的都仿照这种方法，也不需要什么拘束禁忌。

论治疗的缓与急

如果稍微觉得病情有异，就需警惕小心，并下决心赶紧治疗，由于治疗迟缓使邪气上攻入腹，会导致有的肿，有的不肿、胸胁逆满、气逆上肩而喘息耸肩，病发作得急的死神顷刻就会到来，病发作得慢的不过几天也必然死去，所以不能不尽早治疗。只要看到心下急，气喘不停，或者屡屡出汗，或者忽冷忽热，脉象短促而数，呕吐不止的，都会丧命。

论虚实可不可服药

凡是脚气病，都是由于气实而夺人性命的，始终没有一人是因为服药导致虚弱而身亡的。所以患脚气的人都不能大补，也不能大泄，始终不要担心内虚，所以不用服用预止汤。不然的话，都会不治而死。

论看病问疾人

世间有许多生了疾病的人，亲朋好友都前去看望，然而那些人并没有经历过治病救人这种事情，也没有曾研读过一纸药方，却假装明了医理，故意做作以显示他们的能耐，尽说些不着边际的话。有的说是虚，有的说是实；有的说是风，有的说是蛊；有的说是水肿，有的说是痰饮，都是一派胡言。这些各不相同的说法，扰乱了患者的心，不知道究竟谁说的才算正确，于是犹豫不决起来，然而事实上病情不等人，很快就会酿成灾难，这些人到头来仅仅是各自走散了之。所以生病的人，非常需要明晓事理的人和好的医者，他们能认清病的深浅，并探究各种药方书籍，博览古今。患者需要的正是这种能明了事理的人去看望，否则，必定会误了大事。我私下里常常为无能之辈去探病这类事情屡屡发生而感到悲哀，所以在这里将具体疾病的来龙去脉以及证候一一讲述，好让以后的患者读了，用以自防。只要有一种症状吻合，就必须依照药方加紧治疗，不要听信他人胡言乱语而最终后悔，只需要详细了解药方的旨意就行了。人的生命很脆弱，所以不要相信他人言论反而使自己疑惑，以至于贻误时机。我曾经为别人撰写了门冬煎方，这个药方治脚气病很有效果。

论脉候法

凡是脚气病，虽然诊断的途径有很多种，但三部之脉，一定要不与四时相违背才好，如果与四时相违背就不可医治，其余的与《脉经》中所说的相同，在这里就不再累赘地全部罗列出来。患者本来就黑瘦的容易治疗，肥大肉厚肤色赤白的难以治愈；皮肤黑的人耐风邪湿气，肤色赤白的不耐风邪；体瘦的人皮肉硬实，体胖的人皮肉松软，而皮肉松软疾病就会侵入体内，所以难以治愈。

论脚肿不肿

曾有人患脚气很久，自己又不懂辨别，后来因有其他疾病而引发，治疗后得以痊愈。再后来因患上呕吐脚气又重新复发。我为他诊治时，就告诉他这是脚气病。患者于是问："我生平从没有患过脚肿，为什么你说我得的是脚气呢？"于是不肯服用汤药，其他医生都认为是石药发作，疑惑之间，不过十天，患者就死去了。因此脚气不能一味地把脚肿当作症状，有肿的，也有不肿的。那些小腹有麻痹感的，脚大多不会肿，小腹麻痹过后不超过三五天，就会使人呕吐的，这叫作脚气入心，像这样的人生命危在旦夕。只要脚气病入心就难以治疗了，这是因为患者的肾水克心火的缘故。

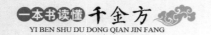

论要不要谨慎

凡是患有脚气病的人，千万要忌房事，忌吃羊肉、牛肉、鱼肉、蒜、蕺菜、菘菜、蔓菁、瓠子、酒、面、酥油、乳糜以及猪鸡鹅鸭肉，有的药方中用了鲤鱼头，这些应该一并禁用，不得违反，以及忌大怒。只能吃些粳米、粱米、粟米、酱、豉、葱、韭、薤、椒、姜、橘皮等，不能吃各种生果子和其他酸性食物，违反的都不能痊愈。还有，最好吃些生牛奶和生栗子。

论灸法

在脚气病初得时，感觉腿脚发软，就赶快灸治，同时服用竹沥汤，灸完以后可服用八风散，这样没有不痊愈的，所以唯一需要的是赶紧治疗。如果只灸而不服药散，或只服药散而不灸，这样会半愈半死，虽然能够治好，或许一年以后会再次发作。一旦觉察有病就立即依照这种方法灸治以及服风散的，治十个能痊愈十个。这种病患尚轻的，当时虽然没有恶化，但如果治疗不合理，病根没有除去，时间长了与杀人没有区别，所以不能不特别注意。

第一灸风市，再依次灸伏兔、犊鼻、两膝眼、足三里、上廉、下廉、绝骨，总共灸八处。第一灸风市穴，可以让患者站起来，端正身体平直站立，垂下两臂，舒伸十指掩在两腿上，手中指头所正对大腿上的大筋便是，灸一百壮，再多可随意，轻的不能少于一百壮，重的可在这一处灸上五六百壮，不要一下灸完，重复三次更好。

第二灸伏兔穴，让患者端坐，手四指并列，横向放在膝上，让掌下沿与弯曲的膝头平齐，掌上沿手指中央所对的位置就是，灸一百壮，也可灸五十壮。

第三灸犊鼻穴，在膝盖骨上方，骨旁外侧平坦的地方，用手按可摸到骨节相连的缝隙便是。一种说法是在膝头下方中央，跪坐在脚跟上，动脚，用手按有凹陷的地方就是，灸五十壮，可达一百壮。

第四灸膝眼穴，在膝盖骨两边凹陷处正中就是。

第五灸三里穴，在膝骨节下一手夫（同身寸量法之一，患者四指并列，过中指中节横纹处四指的宽度），胫骨上外侧就是。一种说法是在膝盖骨节下三寸，人有长短大小，取穴应以患者手夫一夫即是三寸为准，灸一百壮。

第六灸上廉穴，在足三里下一手夫，也就是紧靠胫骨的外侧处，灸一百壮。

第七灸下廉穴，在上廉穴下一手夫。一种说法是紧靠胫骨外侧便是，灸一百壮。

第八灸绝骨穴，在脚外踝上方一手夫，又说在外踝上四寸处便是。

这些穴位，灸时不必一次灸完壮数，可以一天天重复灸，以三天之内灸完壮数为佳。哪只脚生病就灸哪只脚，两只脚都生病就灸两只脚，脚气病一般都是两只脚都患病。还有一药方是：如果觉得脚患病，便灸一侧的足三里以及绝骨，两脚患病则四处一同灸，次数多少应根据病情的轻重决定，最关键的是病即使很轻也不能减少到一百壮，如果不愈，立即灸接下的穴位，多多益善。一种说法是灸绝骨最关键。人如果患上脚气未能立即施治，等到病邪进入腹部，腹部肿大，上气，于是就须用大法灸，依照各种腧节解的灸法灸遍腹背，同时服用八风散，往往能够痊愈。觉察到病邪进入腹中，如果患者不堪痛苦，不能全用大法灸，只是灸心胸腹部诸穴以及双脚上诸穴位，也能得以痊愈。度量一夫的方法，是将手翻转朝下并舒伸四指，经过中指横纹处四指的宽度为一夫。夫有两种，还有一种以三指宽为一夫的，患脚气灸治时采用四指为一夫。也有依支法存的旧法，有梁丘、犊鼻、足三里、上廉、下廉、解溪、太冲、阳陵泉、绝骨、昆仑、阴陵泉、三阴交、足太阴、复溜、然谷、涌泉、承山、束骨等，总共一十八个穴位。旧法多灸百会、风府、五脏六腑俞募，灸的时候，都会觉察到引气向上，所以不采取他的方法，气不上的可以使用，要点是病已经到了恐怕不能救治的地步，都须灸遍。脚十趾上距离趾奇一分处，两脚共有八大穴位，曹氏称它们为八冲，下气极为有效，脚十趾尖名叫气端，一天灸三壮，以及大神要。八冲可一天灸七壮，气下即止。患者如果不是深知熟习的人，小心不要让他灸八冲，千万千万要小心谨慎。凡是灸八冲，艾炷必须要制作得小些。

汤液第二

第一竹沥汤

治两脚痹弱，或转筋，皮肉不仁，腹胀起如肿，按之不陷，心中恶不饮食，或患冷。

【组　方】 竹沥五升，甘草、秦艽、葛根、黄芩、麻黄、防己、细辛、桂心、干姜各一两，茯苓三两，防风、升麻各一两半，附子两枚，杏仁五十枚。

【用法用量】 以上十五味药研细末，用水七升合竹沥，煎取三升，分三次服，取汗（《千金翼方》无茯苓、杏仁，有白术一两）。

第二大竹沥汤

治突然中风，口噤不能说话，四肢缓纵，偏痹挛急，风经五脏，恍惚恚怒无常，手足不遂。

【组　　方】　竹沥一斗四升，独活、芍药、防风、茵芋、甘草、白术、葛根、细辛、黄芩、川芎各二两，桂心、防己、人参、石膏、麻黄各一两，生姜、茯苓各三两，乌头一枚。

【用法用量】　以上十九味药研细末，用竹沥煎取四升，分六服，先未汗者取汗，一状相当即服。

第三竹沥汤

治风毒入人五内，短气，心下烦热，手足烦疼，四肢不举，皮肉不仁，口噤。

【组　　方】　竹沥一斗九升，防风、茯苓、秦艽各三两，当归、黄芩、人参、川芎、细辛、桂心、甘草、升麻（《千金翼方》作通草）、麻黄、白术各二两，附子两枚，川椒一两，葛根五两，生姜八两。

【用法用量】　以上十八味药研细末，用竹沥煎取四升，分五服，一日两次，瘥定止（《千金翼方》无麻黄、川椒、生姜）。

第一服麻黄汤

治恶风毒气，脚弱无力，顽痹，四肢不仁，失音不能说话，毒气冲心。有人病者，但一病相当即服此第一服，次服第二、第三、第四服。

【组　　方】　麻黄一两，大枣二十枚，茯苓三两，杏仁三十枚，防风、白术、当归、升麻、川芎、芍药、黄芩、桂心、麦冬、甘草各二两。

【用法用量】　以上十四味药研细末，用水九升清酒二升合，煎取二升半，分四服，白天三次晚上一次，盖上被子微微发汗，扑上爽身粉，避免见风。

第二服独活汤方

【组　　方】　独活四两，生地黄三两，生姜五两，葛根、桂心、甘草、麻黄、芍药各二两。

【用法用量】 以上八味药研细末，用水八升清酒二升合，煎取二升半，分四服，白天三次晚上一次。脚气病忌食瓠子、蒨菜，否则终生不愈。

第三服兼补厚朴汤

并治诸气咳嗽，逆气呕吐。

【组　方】 厚朴、川芎、桂心、生地黄、芍药、当归、人参各二两，黄芪、甘草各三两，吴茱萸两升，半夏七两，生姜一斤。

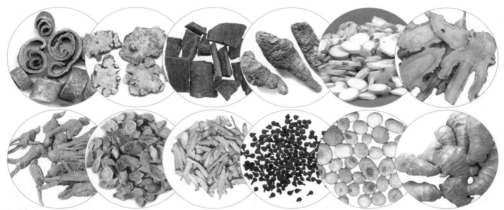

【用法用量】 以上十二味药研细末，用水二斗煮猪蹄一具，取汁一斗两升，去上肥，纳清酒三升合，煎取三升，分四服，相隔如人行二十里久服一次。

第四服风引独活汤兼补方。

【组　方】 独活四两，茯苓、甘草各三两，升麻一两半，人参、桂心、防风、芍药、当归、黄芪、干姜、附子各二两，大豆两升。

【用法用量】 以上十三味药研细末，用水九升清酒三升合，煎取三升半，分四服，相隔如人行二十里久服一次。

防风汤

治脚痹，并治毒气上冲心胸，呕逆宿癖，积气疝气，一病相当即服此方。

【组　方】 防风、麻黄、川芎、人参、芍药、当归、茯苓、半夏、甘草、橘皮各一两，鳖甲、生姜、桂心各二两，杏仁一两半，赤小豆一升，贝子、乌梅各五枚，大枣二十枚，吴茱萸五合，犀角（水牛角代）、羚羊角各半两，薤白十四枚。

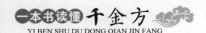

【用法用量】　以上二十二味药研细末，用水一斗，煎取三升，分三次服，一日服完。一方用水一斗二升，间食粥。一方半夏三两，随时用。

独活汤

治脚痹。

【组　　方】　独活四两，当归、防风、茯苓、芍药、黄芪、葛根、人参、甘草各二两，大豆两升，附子一枚，干姜三两。

【用法用量】　以上十二味药研细末，用水一斗清酒二升合，煎取三升，分三次服。

越婢汤

治风痹脚弱。

【组　　方】　麻黄六两，石膏八两，白术四两，大附子一枚，生姜三两，甘草二两，大枣十五枚。

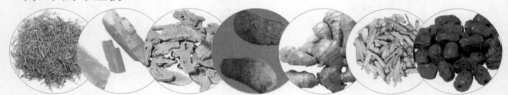

【用法用量】　以上七味药研细末，用水七升先煮麻黄，再沸掠除去上面浮沫，入诸药煎取三升，分三次服，盖被取汗（胡洽方只五味），如果恶风者加附子一枚，多痰水者加白术四两。

风引汤

治两脚疼痹肿，或不仁拘急，屈不得行。

【组　　方】　麻黄、石膏、独活、茯苓各二两，吴茱萸、附子、秦艽、细辛、桂心、人参、防风、川芎、防己、甘草各一两，干姜一两半，白术三两，杏仁六十枚。

【用法用量】　以上十七味药研细末，用水一斗六升，煎取三升，分三次服，取汗。

大鳖甲汤

治脚弱风毒，挛痹气上，及伤寒恶风，温毒，山水瘴气热毒，四肢痹弱。

【组　方】　鳖甲二两，防风、麻黄、白术、石膏、知母、升麻、茯苓、橘皮、川芎、杏仁、人参、犀角（水牛角代）、青木香、雄黄各半两，大枣二十枚，贝齿、乌头各七枚，生姜三两，薤白十四枚，麝香三铢，赤小豆三合，吴茱萸五合。

【用法用量】　以上二十三味药研细末，用水二斗，煎取四升，分六服，相去十里久，得下止。一方用大黄半两，畏下可只用六铢。一方用羚羊角半两，毒盛可用十八铢（胡洽方有山茱萸半升，为三十二味。《千金翼方》无知母、升麻、橘皮、川芎、人参、当归、玉竹）。

小鳖甲汤

治身体虚胀如微肿，胸心痞满，有气壮热，小腹厚重两脚弱。

【组　方】　鳖甲、黄芩、升麻、麻黄、羚羊角、桂心、杏仁各三两，前胡四两，乌梅二十枚，薤白三十枚。

【用法用量】　以上十味药研细末，用水一斗，煎取二升七合，分三次服，此常用。如果体强壮欲须利者，加大黄二两。

风缓汤

治脚弱，举体痹不仁，热毒气入脏，胸中满塞不通，食即呕吐。

【组　方】　独活、麻黄、犀角（水牛角代）各三两（一方用羚羊角），半夏一升，大枣、乌梅各二十枚，桂心、鳖甲、升麻、橘皮、枳实、甘草、吴茱萸、大黄各一两，生姜、石膏各六两，贝齿七枚。

【用法用量】　以上十七味药研细末，用水一斗四升，煎取四升，分五服，白天三次晚上两次，不愈至三剂必愈。

吴茱萸汤

治脚气入腹，困闷欲死，腹胀。

【组　方】　吴茱萸六升，木瓜（切）两个。

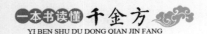

【用法用量】 以上两味，用水一斗三升煮，煎取三升，分三次服，中间隔如人行十里久，进一服。或吐或汗或利或大热闷，即愈（此起死回生方）。

紫苏子汤

治脚弱上气，昔宋湘东王在南州患脚气困笃，服此汤大得力。

【组　方】 紫苏子、半夏各一升，前胡、厚朴、甘草、当归各一两，橘皮三两，大枣二十枚，生姜一斤，桂心四两。

【用法用量】 以上十味药研细末，用水一斗三升，煎取二升半，分五服，白天三次晚上两次。

附子汤

治湿痹缓风，身体疼痛如欲折，肉如锥刺刀割。

【组　方】 附子三枚，茯苓、人参、甘草、桂心、芍药各三两，白术四两。

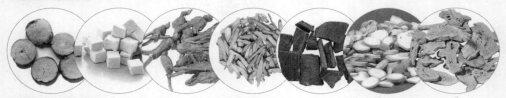

【用法用量】 以上七味药研细末，用水八升，煎取三升，分三次服。

诸散第三

一般情况下，春季和秋季最好服用药散。

八风散

治风虚面青黑土色不见日月光。脚气瘴弱准经面青黑主肾，不见日月光主肝，宜补肾治肝。

【组　方】 菊花三两，石斛、天雄各一两半，人参、附子、甘草各一两六铢，石钟乳、山药、续断、黄芪、泽泻、麦冬、远志、细辛、龙胆、秦艽、石苇、菟丝子、牛膝、石菖蒲、杜仲、茯苓、生地黄、柏子仁、蛇床子、防风、白术、干姜、萆薢、山茱萸各一两，五味子、乌头各半两。

【用法用量】 以上三十二味药捣碎成散末，酒服方寸匕，一日三次，若效果不明显逐渐增加至二匕。

大八风散

治诸缓风湿痹脚弱。

【组　方】　巴戟天、黄芪、桂心、细辛、天雄、萆薢、肉苁蓉、牡荆子、山药、菊花、葳蕤、山茱萸、秦艽、黄芩、石斛、白术、矾石、厚朴、龙胆、人参、蜀椒各半两，附子、五味子各十八铢，石菖蒲、茯苓、牛膝（《千金翼方》作干姜）、乌喙、远志各一两，桔梗三十铢，川芎、白敛、芍药各六铢。

【用法用量】　以上三十二味药捣碎成散末，酒服半寸匕，一日三次。如果效果不明显，稍增令微觉（胡洽方无桔梗）。

内补石斛秦艽散

治风虚脚弱，手足拘挛，疼痹不能行。脚趺肿上膝，小腹坚如绳约，气息常如忧患，不能食饮，皆由五劳七伤，肾气不足，受风湿故也，此方悉主之。

【组　方】　石斛、附子、天雄、桂心、独活、天冬各一两，秦艽、乌头、人参、干姜、当归、防风、杜仲各三十铢，山茱萸、莽草、桔梗、细辛、麻黄、前胡、五味子各十八铢，川椒、白芷、白术各半两。

【用法用量】　以上二十三味药捣碎成散末，酒服方寸匕，一日两次服，如果效果不明显稍增至二匕。

秦艽散

治风无久新猝，四肢不仁，一身尽痛，偏枯不遂，不能屈伸，洒洒寒热，头目眩，或口眼歪斜。

【组　方】　秦艽、干姜、桔梗、附子各一两，天雄、当归、天冬、人参、白术、川椒各十铢，乌头、细辛各十八铢，甘草、白芷、山茱萸、麻黄、前胡、防风、五味子各半两。

【用法用量】　以上十九味药捣碎成散末，酒服方寸匕，一日三次，如果老人量少减（胡洽方无天冬、前胡，有莽草、桂心、防己、萆薢、白敛、黄芪为二十三味）。

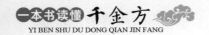

吴茱萸散

治冷风脚跛偏枯，半身不遂，昼夜呻吟，医所不治方。

【组　方】　吴茱萸、干姜、白蔹、牡荆（《千金翼方》作牡桂）、附子、天雄、狗脊、干漆、山药、秦艽、防风各半两。

【用法用量】　以上十一味药捣碎成散末，饭前服方寸匕，一日三次。药入肌肤中淫淫然，三日有效果，一月愈。

酒醴第四

一般来说，制作药酒都要把药切薄后装入绢袋，放到酒里并密封，以药味充足为准，秋冬七八天，春夏四五天，去渣后饮用。同时饮完后捣碎药渣，每天三次，每次用酒送服一方。服用药酒基本原则就是冬季宜服，到立春宜停。

石斛酒

治风虚气满，脚痛痹挛，弱不能行。

【组　方】　石斛、丹参、五加皮各五两，侧子、秦艽、杜仲、山茱萸、牛膝各四两，桂心、干姜、羌活、川椒、橘皮、黄芪、白前、川芎、茵芋、当归各三两，薏苡仁一升，防风二两，石钟乳八两（捣碎别绢袋盛，系大药袋内）。

【用法用量】　以上二十一味药研细末，用酒四斗浸泡三日，初服三合，一日两次，稍稍加以见效为准。

乌麻酒

乌麻五升微熬捣碎，以酒一斗浸泡一晚，随所能饮之，喝完后再制，效果很好。

石钟乳酒

治风虚劳损，脚疼冷痹羸瘦挛弱不能行。

【组　方】　石钟乳八两，丹参六两，石斛、杜仲、天冬各五两，牛膝、防风、黄芪、川芎、当归各四两，附子、桂心、秦艽、干姜各三两，山茱萸、薏苡仁各一升。

【用法用量】　以上十六味药研细末，用清酒三斗浸泡三日，初服三合，一日两次，后逐渐增加，以见效为准。

枸杞石菖蒲酒

治缓急风，四肢不遂，行步不正，口急及四体不得屈伸。

【组　　方】　石菖蒲五十斤，枸杞子根一百斤。

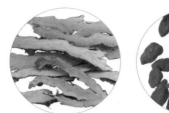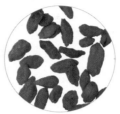

【用法用量】　以上两味细锉，用水四石，煮取一石六斗，去渣，酿二斛米酒，熟稍稍饮之。

秦艽酒

治四肢风，手臂不收，髀脚疼弱，或有拘急挛缩屈指，偏枯痿躄，肢体酸痛且麻痹者悉主之。

【组　　方】　秦艽、天冬、五加皮、牛膝、附子、桂心各三两，巴戟天、杜仲、石南、细辛各二两。

【用法用量】　以上十味药研细末，用酒二斗浸泡，得气味，可服三合，逐渐增加至五六合，白天三次晚上一次。

侧子酒

治风湿痹不仁，脚弱不能行。

【组　　方】　侧子、牛膝、丹参、山茱萸、蒴藋根、杜仲、石斛各四两，防风、干姜、川椒、细辛、独活、秦艽、桂心、川芎、当归、白术、茵芋各三两，五加皮五两，薏苡仁一升。

【用法用量】　以上二十味药研细末，绢袋盛，清酒四斗浸泡六宿。初服三合，稍加以见效为准，患目昏头眩者弥精。

论杂风状第一

岐伯说基本有四种中风：一是偏枯，即半身不遂；二是风痱，即四肢软瘫，但神志较清或稍乱，病轻的能说话，病重的则不能；三是风癔，即突然昏迷不认人，同时舌头强直，胸中有窒塞感，严重的有噫噫声等；四是风痹。中了风邪的病大多急且易突然发生，刚患病时症状较轻微，易被人忽略，但此时应立刻服续命汤，再依次灸治腧穴。百病之中以风邪最为厉害，而岐伯所说的这四种情况，又是重中之重。

得偏枯的，一侧肌肉不能运动而且疼痛，神志清楚，语言正常，病在分腠之间的，可在温暖的地方睡觉取汗，损耗多余，补益不足，即可康复（《甲乙经》言：温卧取汗则多取点汗）；得风痱的全身不疼，但四肢不灵活，神志稍微模糊，如果语声微弱但可辨别的可以治疗，反之病重不能说话的，则不可医治；得风癔的，突然不认人，咽喉中有窒塞感（《巢源》作噫噫有声），不能说话，舌头僵直，此时病在脏腑，且病邪先后入脏、腑，应先补腑，后泻脏来治疗。先让患者发汗，身体转动柔软的人可生存，而身体发直不出汗的，七天即亡（《巢源》言眼下和鼻人中附近发白的可治疗，而黑红各半且口中吐沫的则不可治），风痹、脉痹、肌痹、筋痹、皮痹、骨痹、湿痹、周痹、胞痹，虽然都各自有证候，但都类似中了风邪，可以通过诊脉来鉴别，比如脉象微涩的是身体不仁。

风邪通常多从五脏的背俞穴进入五脏而致病，因为肺主气息，而且覆盖在其他四脏上面，所以五脏中以肺犯病最为急迫。肺中风邪的患者，典型症状是喜欢仰卧，胸闷气短，头昏目眩且出汗。鼻孔与眼睛之间两侧下行到口的部位，发白的应及早灸百壮肺俞穴，再服续命汤治疗（小孩酌情减量）；但如果此部位颜色发黄了的患者，则会胡言乱语，用手或拾物、指地或妄动，说明肺受伤已化血，几天即死。如果中了六腑的风邪，会胡言乱语，神思恍惚，或疲惫短气，如果不立即治疗，二十四小时就可能死亡。

如果患者面色发青，心烦意乱，吐逆呕沫，胁满头眩重，耳不闻人声，半身不遂，筋急的症状，则表明为肝风。

患者面色呈现赤色，有翕然而热，悲伤嗔怒，张目呼唤的症状，则表明为心风。

患者面色发黄，有身体麻痹，不能行步，饮食失味，梦寐倒错的症状，则表明为脾风。

患者面色发白，有咳嗽气逆，唾脓血，上气奄然而极的症状，则表明为肺风。

患者面色发黑，有手足不遂，腰痛难以俯仰，痹冷骨疼的症状，则表明为肾风。

如果出现上述症状，同时还会伴随有心惊、志意不定、恍惚健忘等症状。一经发现，如果想挽救，就应灸肺俞穴、肝俞穴和膈俞穴几十壮，并且尽快服续命汤。如果涎水、唾液流出而不收的，须立刻用针灸和饮用汤药。

人体一旦被风邪伤害，表现为麻风、寒中、热中、半身不遂或贼风。虽然同样被风邪所伤，但在春天甲乙日的是肝风，在夏天丙丁日的是心风，在夏天戊己日的是脾风，在秋季庚辛日的是肺风，在冬季壬癸日的是肾风。各个脏腑的风即风邪侵犯至五脏六腑的俞穴，然后各自进入门户，形成偏风。长期有风邪同时在房事时再受风邪的成为肠风；行房事流汗时受了风成内风。刚洗完澡时受风，成为首风；风邪沿着风府经脉上行至脑，即形成脑风；进入头部，又成为目风（又称眼寒）；醉酒而又感受风邪的成为酒风；而当其停在外部腠理时，即是泄风。总而言之，风，是百病之首，而且在体内变化多端，一定要辨证施治。

各种痹病都是由于风、寒、湿三种邪气被滞留在分肉之间，邪气逼迫深入，遇寒就使水气聚结，水气一旦聚结就会排挤分肉而致肌肉裂开，而肌肉一旦裂开就会发生疼痛，疼痛一旦发生就会使正气趋向并聚集在患处，正气一旦趋向并聚集在患处就会产生热，一旦发热就会使疼痛缓解，疼痛一旦缓解就会发生厥逆，一旦发生厥逆就会诱发痹。

它是在内未深入五脏，在外未散发于皮肤，仅留居在分肉之间，使真气不能周流循环于全身，所以叫作痹。其中感受风邪的情况最多，不仁则肿，叫行痹，而且它周身游动无固定之处；患者感受寒邪较多的叫痛痹；患者感受湿邪较多的叫着痹；冷汗多，病邪随着血脉上下移动，不能左右流动，就叫周痹。痹发生在肌肉中，时而发作时而停止，痹在左边就在身体的左边反应，痹在右边就在身体的右边有反应，这就叫偏痹。

凡是得了痹病，体内阳气虚而阴气盛的人，往往身体发冷；阳气盛而阴气虚的，痹痛时身体会发热。凡是风痹容易痊愈，痹在皮肤间的也容易痊愈，在筋骨的就难以痊愈了。得痹病的时间太久深入筋骨，会使营卫气艰涩，因营卫气凝滞导致经络时时空疏不充实，就不会感觉到痛。风痹病不能治愈的，往往就像脚踩在薄冰上弱不胜力，时时如放在热水中，大腿股胫酸痛无力，心烦头痛，是伤在脾肾。时时呕吐眩昏，时时出汗，是伤在心；目眩，是伤在肝；悲恐，短气不快乐，是伤在肺。不出三年就会死，一说三天必死。

足太阳经感受了风邪，加上被寒、湿邪伤得太重就会变成痉病，患者表现为口噤不开，脊背强直，犹如癫痫发作的症状，摇头如马鸣，腰反折，在很短的时间内就发作多次，气息好像断绝了一样，汗如雨下，时时发生虚脱。容易患这种病的，往往是刚生产的妇人以及金疮导致血脉虚竭的患者。小儿本来得了脐风，大人因受了凉、湿，如果再患了风痉都很危险。患温病后热邪太盛侵入肾，以及小儿患癫痫后热邪太盛都会变成痉病，痉、失音、厥、癫病症状都比较相似，所以久厥必成癫，应仔细审察，病情严重的人耳中响如落叶并觉得疼痛，都是因风邪侵入了肾经，如果不及时医治，当风邪流入肾后就会忽然身体痉直如同死人一样，都适宜服用小续命汤两三剂，如果耳朵痛肿，流出脓汁而形成痈疖的，就不会有危害，只是不要让耳朵受风，针刺耳前动脉及风府，效果奇佳。

诸风第二

续命汤

治突然中风欲死，筋脉拘急，口歪眼斜，舌头僵直不能说话，气息微弱，神思恍惚，神情闷乱等，也可用于治疗各种风病。

【组　　方】 麻黄、防己、人参、黄芩、桂心、甘草、芍药、川芎、杏仁各一两，防风一两半，附子一枚，生姜五两。

【用法用量】 将方中诸药捣碎，用一斗二升水，先煮麻黄，三沸后去除上面的浮沫，加入其余药再煎，煎取三升，分三次服下，效果很好。

小续命汤

治由中风导致的头目昏眩不明，不能感知究竟什么部位疼痛，身体拘挛而不能转侧，大便失禁小便无度，尤其适宜女子产后失血及老人、小儿服用。

【组　　方】 麻黄、桂心、甘草各二两，生姜五两，人参、川芎、白术（前方用杏仁）、附子、防己、芍药、黄芩各一两，防风一两半。

【用法用量】 将方中诸药捣碎，用一斗二升水，煎取三升，分三次服下。（《古今录验》中此方名为续命汤，方中无桂心）。

大续命汤

治肝疬风及中风，突然失音、不能说话。

【组　方】 麻黄八两，石膏四两，桂心、干姜、川芎各二两，当归、黄芩各一两，杏仁七十枚，荆沥一升。

【用法用量】 将方中的八味药分别捣碎，先用一斗水煮麻黄，去除上面的浮沫，加入其他的药再煎，煎取四升，去渣。最后放入荆沥，煮数沸，分四次服下，即可使患者能够说话。没有痊愈的，可再服小续命汤。（《千金翼方》所记载的此方中有甘草）。

西州续命汤

治风痱，身体没有知觉，无法自由伸缩，口不能说话，头脑昏昧不认识人，体拘挛背痛不能转侧。

【组　方】 麻黄六两，石膏四两，桂心二两，甘草、川芎、干姜、黄芩、当归各一两，杏仁三十枚。

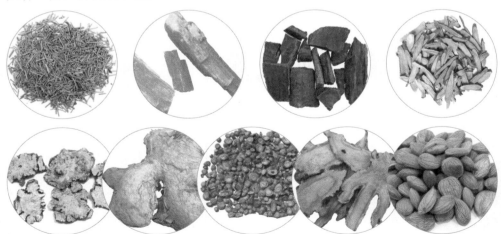

【用法用量】 将方中的九味药捣碎，用一斗两升水煮麻黄，沸后两次掠去上面的浮沫，然后加入其他药再煎，取汁四升，分四次服用。初次服用一升，如果患者有知觉，此时不要熟睡；可卧床盖上厚被子捂汗，汗出后逐渐减少身上的衣

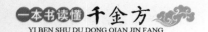

物，不要重复增加身上的覆盖物，可以熟睡。前一次服药不出汗的患者，可稍后再服一升。出汗后稍微平静一会儿。每次服用五合，安稳后服下，不要一次服完。患者汗出则痊愈，即停止服药。患者饮食如常无须禁忌，只是不要见风。此方还治疗上气咳逆。

续命煮散

治轻中风、重中风。

【组　　方】　麻黄、川芎、独活、防己、甘草、杏仁各三两，桂心、附子、茯苓、升麻、细辛、人参、防风各二两，石膏五两，白术四两。

【用法用量】　将方中十五味药过粗筛，将五方寸匕的药放入小绢袋子中，用四升的水和三两生姜，煎取两升半，分三次服下，每天服用不要中断，谨慎风冷。

排风汤

治风虚湿冷，邪气入脏，狂言妄语，精神错乱方。

【组　　方】　白鲜皮、白术、芍药、桂心、川芎、当归、杏仁、防风、甘草各二两，独活、麻黄、茯苓各三两，生姜四两。

【用法用量】　将方中诸药捣碎，以一斗水，煎取三升，每次服一升，盖上被子令患者出汗，连服三剂。服用此方有安心定志、聪耳明目的作用。此方可通脏腑，诸多风疾都能治疗。

贼风第三

干姜附子汤

治心虚寒风，半身不遂、骨节离解、缓弱不收，大小便没有节制，口面㖞斜。

【组　　方】　干姜、附子各八两，桂心、麻黄各四两，川芎三两。

【用法用量】　将方中诸药捣碎，用九升水，煎取三升，分三次服下，三天后再服一剂。

小岩蜜汤

治恶风、角弓反张、有时筋急，少阴伤寒、口噤。

【组　方】　大黄二两，雄黄、青羊脂各一两，当归、干姜、桂心、生地黄、芍药、甘草、细辛各四两，吴茱萸二两。

【用法用量】　将方中诸药捣碎研末，用两斗水，煎取六升，分六次服下。病情严重的患者，可加重方中药的剂量，用三斗水，煎取九升，分十次服下。

排风汤

治诸毒风邪气所中，口噤不识人，及身体疼痛，面目、手足严重肿胀。

【组　方】　犀角（水牛角代）、贝子、升麻、羚羊角各一两。

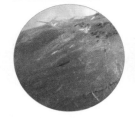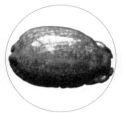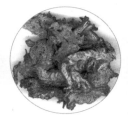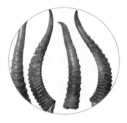

【用法用量】　将方中诸药碾碎过筛制成粗散，以两升半水煎煮，煎取一升，去渣，每次服五合。

防风汤

治身体四肢节解像堕脱一样肿，用手按四肢皮肤会下陷，头眩短气，胸中烦闷想要呕吐。

【组　方】　防风、白术、知母、桂心各四两，川芎、芍药、杏仁、甘草各三两，半夏、生姜各五两。（《古今录验》中所载此方中无半夏、杏仁、川芎，而是用附子两枚。）

【用法用量】　将方中的十味药捣碎，用一斗水，煎取三升，分四次服下，白天三次，夜间一次。

川芎汤

治突然中风，四肢不仁、善笑不息。

【组　方】　川芎一两半，黄芩、石膏（一方用黄连）、当归、秦艽、麻黄、

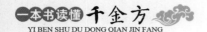

桂心、干姜、甘草各一两，杏仁二十一枚。

【用法用量】　将方中的十味药研细末，用水九升，煎取三升，分三次服。

松膏

治诸风百节酸痛不可忍。

【组　方】　松脂三十斤。

【用法用量】　将松脂炼五十遍，用酒煮十遍，炼酥三升，以三升松脂调和，煮熟后将松脂和酥调和均匀。早上空腹时用酒送服方寸匕，每日三次。服药期间患者的饮食以面粥为佳，忌食血腥生冷物、苦酒、果子，一百天后能够痊愈。

松膏酒

治类风湿关节炎方。

【组　方】　松膏一升。

【用法用量】　用三升酒浸泡松膏，浸泡七天。每次服一合，每日两次，服用数剂后病可痊愈。

偏风第四

防风汤

治偏风。

【组　方】　防风、川芎、白芷、牛膝、狗脊、萆薢、白术各一两，羌活、葛根、附子（《外台》中作人参）、杏仁各二两，薏苡仁、石膏、桂心各三两，麻黄四两，生姜五两。

【用法用量】　将方中诸药捣碎，用一斗二升水，煎取三升，分三次服下。

葛根汤

治四肢缓弱，身体疼痛不遂，妇女产后中柔风及气满。

【组　方】　葛根、芍药、桂心、生地黄、羌活各三两，麻黄、甘草各二两，生姜六两。

【用法用量】 将方中诸药捣碎，用三升清酒和五升水，煎取三升，温服，每次五合，每日三次。

麻子汤

治中风严重而导致周身四肢挛急；还能治疗精神恍惚。

【组　方】 秋麻子（择净，水浸泡一宿）三升，防风、桂心、生姜、石膏（碎药棉裹）、橘皮各二两，麻黄三两，竹叶、葱白各一握，淡豆豉一合。

【用法用量】 将方中诸药捣碎，先用水二斗半煮麻子，令其极熟，去渣，煎取九升。另外煮麻黄，两沸后掠除去上面浮沫，纳诸药汁继续煎煮，沸后煎取三升，去渣，分三次服下，空腹服。

仲景三黄汤

治中风所致的手足拘挛、百节疼痛、烦热心乱、恶寒、不思饮食。

【组　方】 麻黄三十铢，黄芩十八铢，黄芪、细辛各十二铢，独活一两。

【用法用量】 将方中诸药捣碎，然后用五斗水，煎取两升，分两次服下，第一次服令患者稍微出汗，第二次服让患者出大汗。

　　如果患者有心中烦热，可再加入大黄半两；患者胀满，可加入枳实六铢；患者气逆，可加入人参；患者心悸，可加入牡蛎；患者烦渴，可加入瓜蒌十八铢；如果患者先有寒才中风的，在方中加入附子一枚。

杜仲酒

治腰脚疼痛、不遂、风虚。

【组　方】 杜仲八两，石南二两，羌活四两，大附子五枚。

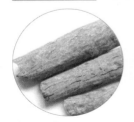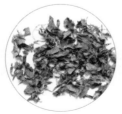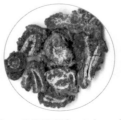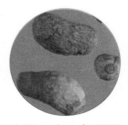

【用法用量】 将方中的四味药捣碎，用一斗酒浸泡三宿，每次服二合，每日两次。比较适合患冷病的妇女服用。

灸法

治严重的中风，周身四肢挛急，针风池、肩髃、曲池、支沟、五枢、阳陵泉、巨虚、下廉，即可痊愈。

风痹第五

风痹的表现：突然不能说话，闭口难开，手足不遂、强直。治疗这种病，可煎取五升伏龙肝末和八升冷水搅匀，取汁饮用，最好一次饮完。《肘后》载此方可以治心烦、神思恍惚和腹中胀痛，另外可使气绝的人复苏。治疗风痹必须要按先后顺序，抓住治疗机会，否则容易转变为痼疾。

古人开处方，都是建立在拿准病源和冷、热属性的基础上，所以效果好。开处方，首先要确定疾病的冷、热属性，才能对症下药，无论汤、酒，还是丸、散都一样。具体地说，由风邪侵入导致的热盛，就应用竹沥、葛汁等性冷的药；只有在严密的房间内，才能为患者治疗风病。因为健康强壮的人在不密实的房中都可能中风，何况患者呢？学医的人应引以为戒。

竹沥汤

治四肢收缩困难，心神恍惚不认人和不能说话。

【组　　方】　竹沥三升，生姜三合，生葛汁一升。

【用法用量】　和匀以上三味药，在火上逐渐增加至温热，早晨、黄昏和晚上分三次服下，以感觉四肢有异样的为好。

独活煮散

治诸风痹。

【组　　方】　独活八两，川芎、芍药、茯苓、防风、防己、葛根各一两，羚羊角、当归、人参、桂心、麦冬、石膏各四两，磁石十两，甘草、白术各三两。

【用法用量】　以上十六味药各切锉，分为二十四份，每份入生姜、生地黄一升、杏仁二七枚，用水二升，煮取七合。或日晚、或夜中一服，或间日服，无所忌。

五补丸

凡风服汤药多患虚热翕翕然，宜除热。

【组　方】　防风、人参、肉苁蓉、生地黄、羚羊角、麦冬、天冬各一两半，芍药、独活、干姜、白术、丹参、山茱萸、甘草、茯神、升麻、黄芪、甘菊、地骨皮、石斛、牛膝、五加皮、山药各三十铢，秦艽、川芎、桂心、防己、生姜屑、黄芩各一两，附子十八铢，石膏三两，寒水石三两。

【用法用量】　以上三十二味药研为细末，加蜜调和制作成梧桐子大小的丸药，生姜蜜汤服二十丸，一日三次，可逐渐增至三十丸，忌油、面、蒜、生冷酢滑及猪、羊、鸡、鱼等肉。

风懿第六

独活汤

治风懿不能说话，四肢不能收缩、手足拖曳软弱。

【组　方】　独活四两，桂心、芍药、天花粉、生葛各二两，生姜六两，甘草三两。

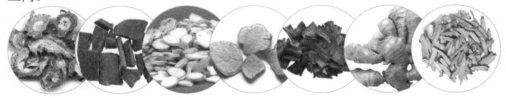

【用法用量】　以上七味药研细末，用水五升，煎取三升，分三次服，一日三次。

石南汤

治六十四种风注走入皮肤中如虫行，腰脊强直、五缓六急、手足拘挛，瘾疹搔之则作疮、风尸身痒，突然风面目肿起，手不出头、口噤不能说话。

【组　方】　石南、干姜、黄芩、细辛、人参各一两，桂心、麻黄、当归、川芎各一两半，甘草二两，生地黄十八铢，山茱萸三十铢。

【用法用量】 以上十二味药研细末，用水六升、酒三升，煎取三升，分三次服，服后可能出大汗。

治中风口噤不识人。

【组　　方】 淡豆豉五升，吴茱萸一升。

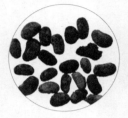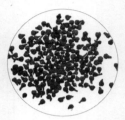

【用法用量】 以上两味药用水七升，煎取三升，渐饮之（《肘后》治不能语）。

桂枝汤

治突然失音方。

浓煮桂枝汁服一升，盖上被子捂汗。也可把桂枝研末放舌下，渐渐咽汁。

甘草汤

治偏风积年不愈，手脚枯细，面口㖞僻，精神不定，言语倒错。

【组　　方】 甘草、桂心、川芎、麻黄、当归、芍药、白术、黄芩、细辛各一两，人参二两，附子、侧子各两枚，独活、防己各三两，生姜、石膏、茯神各四两，秦艽、防风各一两半，菊花一升，淡竹沥四升。

【用法用量】 以上二十一味药研细末，用水一斗，先煮麻黄除去上面浮沫，煎取七升，再放竹沥及诸药，煎取三升，分四服，服三服后，食一杯粥后，再服一服，待药势自汗。注意冷风，忌食苦酒、蒜、面、奶、酪、鱼等。

枳茹酒

主诸药不能愈者方。

枳实上青刮取末，欲至心止，得茹五升，微火炒去湿气，以酒一斗浸泡，微火炒至有药味，按自己的酒量饮用，主治口眼歪斜和风急等。

伤寒例第一

　　《易经》上讲"天地变化，各正性命"。其变化的迹象是没有定准的，性命的长短也是难以预测的，所以有炎、凉、寒、热，风、雨、晦、冥，还有水、旱、妖、灾，以及蝗虫等种种自然界的怪异现象。四季八节中，各种变化不尽相同。八节指立春、立夏、立秋、立冬、春分、夏至、秋分、冬至，七十二候里五天为一候，日月的运行也各异。当太阳在日晷仪上投射的日影长短的度数循环了一周又精确地回到原点上时，才成为一年，这就叫岁功完成了。天地尚且像这样，而人又岂能没有意外的事。所以人生长在天地之间，每个人有不同的命运和遭遇，在不同的时间段其命运的好坏、事情的顺逆各有不同。对于吉与凶、苦与乐、安与危、喜与怒、爱与憎、存与亡、忧与畏，这些人们所关心的思虑，每天都有上千条；对自身的谋虑，时常有万计，这样才能度过一日。所以天没有哪一年无寒暑，人没有哪一天无忧喜。因此上天就会降给人类瘟病，这也是天地变化之气的一种。这是创造育化的必然之理，不可能消除的。所以即使女娲般的圣人有炼石补天和斩龟足撑四方的最高法德，也不能废掉瘟疫等天地变化之气。不过虽然不能废掉它，却能通过掌握自然规律来驾驭它。曾经有贤人善于保养身体，懂得克制，顺乎自然，于是得以保全自身没有受到疾病困扰。天地有这些瘴疠之类的邪气，还得用天地所生的物类来防备它，这就叫懂得方法，如此一来，病邪就找不到从哪里可以侵入人身了。不过对于这种病症，世俗之人叫它横病，很多人不加解救与施治，都说等它满了一定的天数后自然就会痊愈，因此而夭折的人，世间确实太多了。凡是开始感觉异样时，就必须救治，直到病痊愈。汤药与饮食一起进，抵消疾病的毒势，自然就会痊愈。一定不能让病毒邪气自由自在地任意攻击人体，而只拱手等待死亡，这样就大错特错了。现在我广泛地收录各种经书里的治疗方法，分为上、下两卷，广撷备用，喜欢养生的人可以详细地阅读。

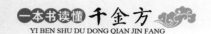

《小品》说：从古到今，都称伤寒是难治的病，流行瘟病是毒病之气，而论治的人也不判别伤寒与流行瘟病其实是不同的气。只说伤寒是高雅之人的说法，而流行瘟疫是农家的叫法，而不说病本身的异同。我考察各家经典著作，发现它们的实质是大不相同的，它们各自所适宜的不同，处方与论证应该详加辨别，所以我在这里概略地叙述其道理。

经书上说：春天的气候温和，夏天的气候酷热，秋天的气候清凉，冬天的气候严寒。这是四季正常的气候的规律。冬天严寒，万物都深深藏伏，善于养生的人衣食起居只要周密地安排，就不会被寒气所伤。否则触犯了严寒的冬气，就可能成为伤寒。凡是被四季之气所伤的，都能致病，而以伤寒最为厉害，其原因就在于它最具杀厉之气。身体如果被这种杀厉之气所侵犯，立即就会生病，这就是伤寒。不立即生病的，其寒毒藏在肌骨中，到春天就会变成瘟病，到夏天会变成暑病。暑病，是极热之气，比瘟病更严重。所以辛苦的人，在春夏季常发生瘟病、热病，其原因是由于在冬天时触犯寒冷而导致的，并不是流行之气。凡是流行之气，是春天应该温暖却反而特别寒，夏天应该炎热却反而特别冷，秋天应该凉爽却反而特别热，冬天应该寒冷却反而特别温暖，这是违反时令而具有的气。于是，一年之中无论男女老少的病大多有相似的症候，这就是该行之气。对于伤寒病，应该根据它入侵身体的时间及深浅，来进行不同的治疗。如今很多患了伤寒病的人，有的在患病初期不早治，有的治法不对症，有的患者拖延很多天，等到病势严重至生命垂危时，才请医师诊治，就为时太晚了。如果医师又只知道遵照处方的先后顺序而加以治疗，就很可能不对症。所以医生都应临时灵活变通，随症遣药，才能获得治疗的最佳效果。

华佗说：开始患伤寒症一天时，其邪气在皮里，应当用膏药来摩熨或用火来灸灼就会痊愈；如果没有解除的，第二天邪气就会侵入肤里，可依法用针，服解肌散发汗，汗出就会痊愈；如果仍没有解除，到第三天邪气就会侵入肌里，再发一次汗就会痊愈；如果仍然没有解除的，就需停止，不要再发汗了。到第四天邪气就会侵入胸里，此时适宜服用藜芦丸，微微吐出后就会痊愈。如果病很严重，服藜芦丸而不能吐出的，就服用小豆瓜蒂散，吐出后也会痊愈。如果患者还没有清醒的，再依法用针刺。第五天邪气就会侵入到腹里，第六天邪气侵入到胃里，入胃后就可用泄下的方法。如果热毒在外，没有入胃，就先采用泄下法，热毒会乘虚入胃而导致烂胃。所以热毒入胃后，关键需要用泄下法去除它，不能让它滞留在胃中。如果胃因为实热致病，多半可能会死，很少有希望获生，这种病很多都不能治愈。胃中进入虚热，会烂胃，如果其热轻微，会出现红斑，这种病五成可能会死而一成希望得生。而其热剧烈的，会出现黑斑，这种病十成可能会死，只有一成希望得生。但是人的体质有强弱之别，病也有难易之别，同样的病在不同人身上治疗效果会悬殊一倍。

如果患者没有发热，只是胡言乱语、烦躁不安、精神失常、答非所问，不要用火来逼迫邪气，只需服用一方寸匕猪苓散，再强迫患者饮下新汲的井水一二升，再让患者用手指刺喉中，吐出先前所饮的水，病随即就痊愈了。如果不能吐的，不要强迫给他饮水，水停下来就会结滞于心。应当另用其他药物来让他吐，所用的治法、药方，都要适合于所患的病症，不然会导致病情更加危急。对于这种病，如果经常用猪苓散来使患者吐解，其死亡会很快速。也可以先用解毒的药物，然后依法用针，效果会很好。

因饮而膈实的病，非常难治，患者多半可能会死而只有少半的希望得生。患者延误了时日而没有及时采用泄下的方法治疗的，其热毒就不能泄出，而导致烂胃、出斑。在春夏季节不要大吐下泻，秋冬季节不要大发汗。发汗法的运用：在冬季及初春特别寒冷时，适宜服神丹丸，也可用膏药来摩熨或用火来炙灼。如果在春末以及夏天、初秋，在这些天气炎热的月份里，不要用火炙灼，也不要盖上重叠的被子，适宜服六物青散。如果用崔文行度瘴散、赤散、雪煎，也有很好的治疗效果。如果没有丸药散药以及煎药的，只单熬几两柴胡，伤寒病、时行病都可以服用以发汗。发汗到两次、三次仍没有缓解的，应当给患者服汤药。对于实证者，转而用泄下的方法。如果脉早晚都显快象的，是癖实证；早晨显平象而晚上显快象的，不是癖实证。转用泄下方法以后，可以早给患者服汤药，但应当少给，不要下得太严重。少给汤药的同时，应当缩短服药的间隔时间。

各种虚、烦、热的病症，与伤寒相似，但是没有恶寒，身体也不疼痛，所以知道它不是伤寒，因此不能发汗；头不痛、脉象不紧不数，所以知道它不是里实证，因此不能泄下。像这样内外都不可攻的，若强制性地攻，必定会有所损竭，患者多会死亡而难以保全性命。对这种虚烦症，只应当给患者服竹叶汤。如果呕吐的，则给他服橘皮汤，如果一剂药不能治愈，也可以再给药。这种方法多次使用，很有效。伤寒后虚烦，也适宜服用这种汤。

王叔和说：对阳盛阴虚（《外台》说表和里病）的症候，发汗就会死，泄下则能治愈；对于阳虚阴盛（《外台》写作里和表病）的症候，泄下就会死，发汗则能治愈。这样，神丹怎能够误发，甘遂哪可以妄攻？对于以上不同的盛与虚（《外

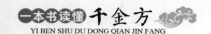

台》写作表里）的治疗，相差千里之远，而吉与凶的机会，像影子与声音对自身的呼应一样来得急速。而阳盛（《外台》写作表和）时咽桂枝汤就会毙命，阴盛（《外台》写作里平）时喝大承气汤入胃也会死亡。像这种阴阳虚实交错的证候很细微，发汗吐下的治法用得相反时灾祸最急速。而有的医生医术浅薄狭隘，没有智慧，没有知识，治死了患者，还说是其天命，以至于使冤魂堵塞了阴间的道路，夭死的人充满了空旷的原野。仁爱的人有鉴于此，能不伤痛吗？

那些伤寒之病，都是从风寒侵入腠理而引起的，与精气分争，而荣卫阻隔，循环运行不通。初发病的一两天，邪气在孔窍、皮肤之间，所以患者头痛、恶寒、腰背僵直沉重，这是因为邪气在表，发汗就会痊愈。得病三天以上，邪气浮在上部，堵塞心胸，所以头痛，胸中胀满烦闷，应当用涌吐的治法，就会痊愈。得病五天以上，邪气沉结在五脏，所以腹胀身重，骨节烦疼，应当用泄下的方法治疗，就会痊愈。一定要斟酌病的表现症候，不能乱投汤药，使患者胃气亏虚。经书上说：对脉象微的不可以用涌吐的治法，对脉象虚细的不可以用泄下的治法。另外，在夏天也不能用泄下的治法，这是医家的大忌。脉象有沉与浮的区别，能互相转化，有的人患病几天后才告诉医生，虽然是刚刚发觉，诊视其病却发现已积在身上几天了，疾病已经结成，已不是发汗、解肌所能消除的了，这就应当对其诊脉，根据患者的病情而灵活施药救治，以求免除祸患。不能仅仅拘泥于次序而失了治疗的关键时机，导致引来伤及性命的灾祸。这种伤寒病，在三天以内的可以用发汗法治疗，这指的是因为迎着风解开衣裳，或夜间睡觉时没有盖好被子，或被寒温之气所侵犯，并感染流行疾疫之气、被恶邪所侵犯而致病的一类症候。至于有的人自己吃生冷食物过多，腹中积藏而消化不良，致使转动困难、头痛身温的现象，其脉象实大的，应该用吐下法治疗，而不能用发汗法。

凡是伤寒，很多是从风寒得来的，开始时体表被风寒所袭击，风寒侵入体内就不容易消除了。应该服药后用衣被覆盖，使全身温暖而出汗，这样就没有消除不了的伤寒病。在患时气病五六天后，如果口渴想饮水，千万不能喝太多，家人不应当给他很多水。之所以这样做，是因为腹中的热量尚少，不能消受更多的冷水，此时多饮水只能加重患者的疾病。如果到第七八天，患者特别口渴想饮水，还是应当遵从症候状况而决定给他水的多少，不要让他饮水过度。患者说能喝一斗水的，只给他五升。如果饮得满腹，小便涩，或气喘或呃逆、呕吐，就一定不能再给他水。患者忽然出大汗的，是要痊愈了。人在患病之后能够喝水，就表明有希望痊愈。

凡是瘟病，可针刺五十九穴。另外，全身三百六十五穴中，三十六穴灸后有害，七十九穴刺后成灾。

寻方治病的关键，以能快速救人为贵。所以养生之道，家中需常预制成熟的汤药，以备急用。

辟温第二

雄黄散

辟温气方。

【组　　方】　雄黄五两，朱砂、石菖蒲、鬼臼各二两。

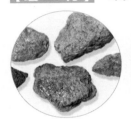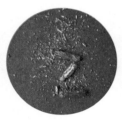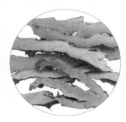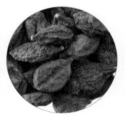

【用法用量】　以上四味捣碎成散末，以涂五心、额上、人中及耳门。

大青汤

治心腑脏温病阴阳毒，战掉不安惊动方。

【组　　方】　大青、黄芩、栀子、知母、芒硝各三两，麻黄四两，元参六两，石膏、生葛根各八两，生地黄（切）一升。

【用法用量】　以上十味药研细末，用水九升煎取三升，去渣，放入芒硝，分三次服。

茵陈蒿汤

治肾腑脏温病，身面如刺，腰中欲折，热毒内伤。

【组　　方】　茵陈蒿、栀子、芒硝各三两，苦参、生葛各四两，生地黄、石膏各八两，葱白、淡豆豉各一升。

【用法用量】　以上九味药研细末，用水九升煎取二升半，下芒硝，分三次服。

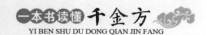

葳蕤汤

治阴虚外感风热，发热头痛，咽干舌燥，气喘有汗，胸脘痞闷，体重嗜睡，苔白，脉浮者。

【组　　方】　葳蕤、白薇、麻黄、独活、杏仁、川芎、甘草、青木香各二两，石膏三两。

【用法用量】　以上九味药研细末，用水八升煎，取三升，去渣，分三次服，取汗。如果一寒一热，加朴硝一分及大黄三两下之。

伤寒膏第三

青膏

治伤寒头痛，项强，四肢烦疼。

【组　　方】　当归、川芎、蜀椒、白芷、吴茱萸、附子、乌头、莽草各三两。

【用法用量】　以上八味药，研细，用醇苦酒浸泡，再宿以猪脂四斤煎令药色黄，绞去渣，以温酒送服枣核大三枚，一日三次服，取汗，效果不明显稍增。可服可涂抹。如初得伤寒，一日苦头痛背强，宜摩之佳。

黄膏

治伤寒敕色，头痛项强，贼风走注。

【组　　方】　大黄、附子、细辛、干姜、蜀椒、桂心各半两，巴豆五十枚。

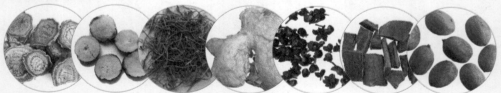

【用法用量】　以上七味药，研细，用醇苦酒浸泡一晚，以腊月猪脂一斤煎之，调适其火，三上三下药成。伤寒赤色发热，酒服如梧子大一枚。又以火摩身数百过，兼治贼风绝良。风走肌肤，游风所在，摩之神效。

白膏

治伤寒头痛，向火摩身体，酒服如杏核一枚，温盖上被子捂汗，摩身当千过，药力乃行，并治恶疮、小儿头疮，牛领马鞍皆治之。先以盐汤洗之，以布拭之敷膏。痈肿火炙摩千过，一日两次自消者。

【组　方】　天雄、乌头、莽草、羊踯躅各三两。

【用法用量】　以上四味药，研细，用苦酒三升浸泡一晚，作东向露灶又作十二，聚湿土各一升许大，取成煎猪脂三斤，着铜器中，加灶上炊，以苇薪为火令膏释，纳所浸泡药，炊令沸，下着土聚上，沸定顷，上火煎，这样反复十二遍，药成，最后去渣即可。

患伤寒咽喉痛的，每次含如枣核一枚，一日三次。抹膏时避免接触眼睛。

发汗散第四

度瘴发汗青散

治伤寒敕色，恶寒发热，头痛项强体疼。

【组　方】　麻黄三两半，桔梗、细辛、吴茱萸、防风、白术各一两，乌头、干姜、蜀椒、桂心各一两六铢。

【用法用量】　以上十味药捣碎成散末，以温酒送服方寸匕，再盖上被子捂汗，发小汗即可。如果不得汗，汗少不解，就照旧再服药。

五苓散

主时行热病但狂言烦躁，不安，胡言乱语者。

【组　方】　猪苓、白术、茯苓各十八铢，桂心十二铢，泽泻三十铢。

【用法用量】　以上五味药捣碎成散末，水服方寸匕，一日三次，多饮水，汗出即愈。

崔文行解散

治时气不和伤寒发热者。

【组　方】　桔梗、细辛各四两，白术八两，乌头一斤。

【用法用量】 将以上四味药切捣并过筛后制成散药，备用。如果中伤寒邪，每次用酒送服下一钱五匕，服后盖上被子发汗。如果服后不愈，可逐渐加量，以瘥愈为度；如果时气不和，每天早晨用酒服下一钱五匕；如果欲辟除恶气或探望患者，最后都以酒送服一次。

六物青散

治伤寒敕色恶寒。

【组　　方】 附子、白术各一两六铢，防风、细辛各一两十八铢，桔梗、乌头各三两十八铢。

【用法用量】 将以上六味药切捣并过筛后制成散药，以温酒送服一钱五匕，如果效果不好稍增之。服后食顷不出汗的，进温粥一杯帮助发汗，盖被不要露出手足，发小汗即可。如果汗大出不止者，可用温粉来敷在身上，微者不须粉。不出汗的，当更服之。得汗而不解者，当服神丹丸。

发汗汤第五

桂枝汤

治头痛发热，汗出恶风，鼻鸣干呕，苔白不渴，脉浮缓或浮弱者。

【组　　方】 桂枝、芍药、生姜各三两，甘草二两，大枣十二枚。

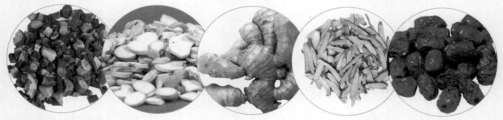

【用法用量】 以上五味药，切碎三物，切姜劈枣，用水七升煮枣令烂，去渣后再放入其他药，水少者益之，煮令微沸，得三升，去渣。服一升，一日三次，小儿酌情减量。初服少，多便得汗出者，小阔其间。

不出汗的，小促其间，令药势相及汗出，自护如法，特须避风。病如果重，宜夜服。如果服一剂不解，病证不变者，当复服之。至有不肯汗出，服两三剂乃愈。服此药食顷，饮热粥以助药力。

麻黄汤

治伤寒头及腰痛，身体骨节疼，发热恶寒，不出汗而喘。

【组　　方】　麻黄三两，桂枝、甘草各一两，杏仁七十枚（气喘轻的用五十枚）。

【用法用量】　以上四味药研细末，用水九升煮麻黄减二升，除去上面浮沫，再加入余药，煎取二升半，绞去渣，服八合，盖上被子捂汗。

大青龙汤

治中风伤寒，脉浮紧，发热恶寒，身体疼痛，汗不出烦躁。

【组　　方】　麻黄六两，桂心、甘草各二两，石膏如鸡蛋大一枚（捣碎），生姜三两，杏仁四十枚，大枣十二枚。

【用法用量】　以上七味药研细末，用水九升煮麻黄除去上面浮沫后加入其他药，煎取三升，分服一升，盖上厚被，当大汗出，可用温粉来敷在身上即止，不可再服，服之则筋惕肉，此为逆也。不出汗的乃再服。

阳毒升麻汤

治伤寒一二日便成阳毒，或服药吐下之后变成阳毒，身重腰背痛，烦闷不安，狂言，或走或见鬼，或吐血下痢，其脉浮大数，面赤斑斑如锦文，咽喉痛，唾脓血，五日可治，至七日不可治宜服。

【组　　方】　升麻、甘草各半两，当归、蜀椒、雄黄、桂心各六铢。

【用法用量】　以上六味药研细末，用水五升煎取二升半，分三次服，如人行五里进一服，温覆手足，毒出则汗，汗出则解，不解重做，服之得吐亦佳。

阴旦汤

治伤寒肢节疼痛，内寒外热，虚烦。

【组　　方】　芍药、甘草各二两，干姜、黄芩各三两，桂心四两，大枣十五枚。

【用法用量】　以上六味药研细末，用水一斗煎取五升，去渣，温服一升，白天三次晚上二次，盖被发微微出汗。

六物解肌汤

治伤寒发热身体疼痛。

【组　　方】　葛根四两，茯苓三两，麻黄、牡蛎、生姜各二两，甘草一两。

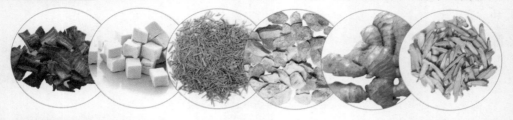

【用法用量】　以上六味药研细末，用水八升煎取三升，分三次服。再服后得汗，汗通即止。（《古今录验》无生姜、甘草。）

解肌汤

治伤寒温病。

【组　　方】　葛根四两，麻黄一两，黄芩、芍药、甘草各二两，大枣十二枚。

【用法用量】　以上六味药研细末，用水一斗煎取三升，饮一升，一日三次。三四日不解，脉浮者，宜重服发汗。

解肌升麻汤

治时气三四日不解。

【组　　方】　升麻、芍药、石膏、麻黄、甘草各一两，杏仁三十枚，贝齿三枚（一作贝母十八铢）。

【用法用量】　以上七味药研细末，用水三升煎取一升，服完，盖被发汗便愈。

葛根龙胆汤

治患伤寒三四天不愈，身体烦而发热。

【组　　方】　葛根八两，龙胆、大青各半两，升麻、石膏、葳蕤各一两，甘草、桂心、芍药、黄芩、麻黄各二两，生姜二两。

【用法用量】　将以上药分别研细末，先取葛根用水一斗煎煮，取汁八升，放入其他药再煎，取汁三升，分四次服用，白天三次，晚上一次。

发汗丸第六

〈 神丹丸 〉

治伤寒敕涩，恶寒发热，体疼者。

【组　　方】　附子、乌头各四两，人参、茯苓、半夏各五两，朱砂一两。

【用法用量】　将以上六味药研为细末，用蜜调和成丸，以真丹为色，饭前服，如大豆二丸，生姜汤下，一日三次，片刻进热粥二升，重复出汗止。如果不得汗，汗少不解复服如前法。如果得汗足应解而不解者，当服桂枝汤。此药多毒，热者令饮水，寒者温饮解之。治疟先发服二丸。

〈 麦奴丸 〉

治伤寒五六日以上不解，热在胸中，口噤不能说话，惟欲饮水，为坏伤寒。医所不能治成为死人，精魂已竭，心下才温，以杖发其口开灌药咽中，药得下即愈。麦奴丸一曰黑奴丸，二曰水稀释丸。

【组　　方】　锅底墨、灶突墨、梁上尘、麦奴、黄芩、大黄、芒硝各一两，麻黄二两。

【用法用量】　将以上八味药研为细末，用蜜调和成弹子大小的丸，以新汲水五合研一丸破浸泡置水中，当药消一次服完，病者渴欲饮水，极意不问升数，欲止复强饮，能多饮为善，不欲饮水当强饮。服药一会儿冒冷汗，说明病就痊愈了。

宜吐第七

〈 瓜蒂散 〉

病如桂枝证，头不痛，项不强，寸脉微浮，胸中痞坚，气上冲咽喉不得息者，此为胸有寒也，宜吐之方。

【组　　方】　瓜蒂、赤小豆各一两。

【用法用量】　以上两味，捣制过筛取末，取一钱匕，淡豆豉一合，熟汤七合煮作稀粥，去渣，取汁和散，一次较快地将药物服完之，不吐者少少加，得快吐乃止。

水导散

治时气病，烦热如火，狂言妄语欲走。

【组　方】　甘遂半两，白芷一两。

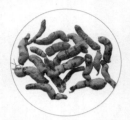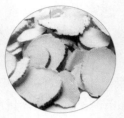

【用法用量】　以上两味，捣制过筛取末，每服方寸匕，水下。须臾令患者饮冷水，腹满即吐之。此时小便应当呈红色。

藜芦丸

治伤寒不得吐。

【组　方】　藜芦、附子各一两。

【用法用量】　以上二味药研为末，用蜜调和成扁豆大小的丸。伤寒不食，服二丸，效果不明显再增加。此谓得病一日以上、四日以下。服药后日移三丈不吐的，可以进食热粥帮助发散药力。

宜下第八

大承气汤

治热盛，腹中有燥屎，胡言乱语者。

【组　方】　大黄四两，厚朴八两，枳实五枚，芒硝五合。

【用法用量】　以上四味药研细末，用水一斗先煮厚朴、枳实，煎取五升，去渣，放大黄煎取二升去渣，再放入芒硝更上微火一二沸，分温再服，得下余勿服。

生地黄汤

治伤寒有热，虚赢少气，心下满，胃中有宿食，大便不通。

【组　　方】　生地黄三斤，大黄四两，甘草一两，芒硝二合，大枣二枚。

【用法用量】　以上五味药合捣调匀，在五升米下蒸熟绞汁，分两次服用。

◆ 大柴胡加葳蕤知母汤 ◆

治伤寒七八日不解，默默心烦，腹中有干屎，胡言乱语。

【组　　方】　柴胡半斤，葳蕤、知母各二两，大黄、甘草各一两，人参、黄芩、芍药各三两，生姜五两，半夏半升。

【用法用量】　以上十味药研细末，用水一斗煎取三升，去渣，服一升，一日三次，以通利为有效。（《集验》用枳实四枚，不用芍药。）

治伤寒头痛壮热百节疼痛方。

【组　　方】　柴胡、栀子、芍药、知母各四两，升麻、黄芩、大青、杏仁各三两，石膏八两，淡豆豉一升。

【用法用量】　以上十味药研细末，用水九升煎取二升七合，分温三服，如果热盛加大黄四两。

发汗吐下后第九

◆ 竹叶汤 ◆

治发汗后表里虚烦不可攻者，但当与此方。

【组　　方】　竹叶二把，半夏半升，麦冬一斤，人参、甘草各二两，生姜四两，石膏一斤。

【用法用量】　以上七味药研细末，用水一斗煎取六升，去渣，加粳米半升，米熟去之，分服一升，一日三次。张文仲不用生姜。

◆ 四物甘草汤 ◆

治伤寒发汗出而喘，无大热，与此方。

【组　　方】　甘草二两，麻黄四两，石膏半斤，杏仁五十枚。

【用法用量】　以上四味药研细末，用水七升先煮麻黄除去上面浮沫，令减二升，再加入余药煎取三升，分三次服。

栀子汤

治发汗下后烦热，胸中窒气逆抢心者。

【组　方】栀子十四枚，淡豆豉四合。

【用法用量】以上两味药，用水四升先煮栀子，煎取二升半，再放入豉煎取一升半，分二服，温进一服得快吐止后服。

厚朴汤

治发汗后腹胀满。

【组　方】厚朴八两，人参一两，甘草二两，生姜八两，半夏半升。

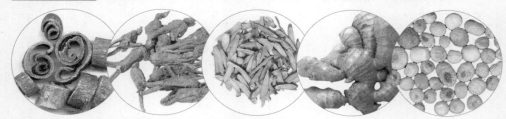

【用法用量】以上五味药研细末，用水一斗煎取三升，分三次服。

茯苓汤

治伤寒发汗吐下后，心下逆满，气上冲胸，起即头眩，其脉沉紧，发汗则动经，身为振摇者。

【组　方】茯苓四两，白术、桂心各三两，甘草二两。

【用法用量】以上四味药研细末，用水六升煎取三升，去渣分三次服。

白虎汤

治伤寒吐下后七八日不解，结热在里，表里俱热，时时恶风大渴，舌上干燥而烦，欲饮水数升者。

【组　方】石膏一升，知母六两，甘草二两，粳米六合。

【用法用量】以上四味药研细末，用水一斗煮米熟，去渣，分服一升，一日三次。诸亡血及虚家不可与白虎汤。

如果立夏后至立秋前得用之，立秋后不可服，春三月尚凛冷亦不可与之，与之则呕痢腹痛。

伤寒无大热而口干渴，心烦，背微恶寒，宜服白虎汤。

伤寒脉浮，发热无汗，其表不解，不可与白虎汤。

渴欲饮水无表证，宜服白虎汤。

如果渴欲饮水，口燥舌干者，宜服白虎汤。

青葙子丸

治伤寒后结热在内烦渴者。

【组　　方】　青葙子五两，黄芩、天花粉、苦参各一两，黄柏二两，龙胆、栀子、黄连各三两。

【用法用量】　以上八味药研细末，调成如梧桐子大的蜜丸，饭前服七丸，一日三次，如果效果不好稍加。

伤寒杂治第十

苦参汤

治热病五六日以上方。

【组　方】　苦参三两，黄芩二两，生地黄八两。

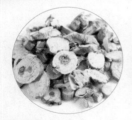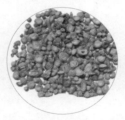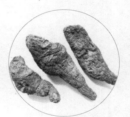

【用法用量】　以上三味药研细末，用水八升煎取二升，适寒温服一升，一日两次。

凝雪汤

【组　方】　治时行毒病七八日，热积聚胸中烦乱欲死方。

【用法用量】　芫花一升，用水三升煎取一升半，浸泡故布敷胸上，三次即可明显感到四肢温暖，气血顺畅。

瓜蒌汤

治伤寒中风五六日以上，但胸中烦，干呕方。

【组　方】　瓜蒌一枚，黄芩、甘草各三两，生姜四两，大枣十二枚，柴胡八两。

【用法用量】 以上六味药研细末，用水一斗二升煎取五升，绞去渣，适寒温服一升，一日三次。

芦根饮子

治伤寒后呕秽反胃及干呕不下食方。

【组　　方】 生芦根（切）、青竹茹各一升，生姜三两，粳米三合。

【用法用量】 以上四味药研细末，用水五升煎取二升半，随便饮，不愈重做，痊愈为止。

猪胆汤

治伤寒五六日斑出方。

【组　　方】 猪胆、苦酒各三合，鸡蛋一枚。

【用法用量】 以上三味合煎三沸，身体强壮的人一次服完，羸弱的人须煎六七沸，分为二服，汗出即愈。

治热病后豌豆疮方。

黄连三两，用水二升煮取八合，一次较快地将药物服完。

牡蛎散

治卧即盗汗，风虚头痛。

【组　　方】 牡蛎、白术、防风各三两。

【用法用量】 以上三味捣碎成散末，酒服方寸匕，一日两次。此方一切泄汗，服之三日皆愈。

劳复第十一

凡是患了热病刚刚痊愈，以及大病之后，吃猪肉及羊血、肥鱼、油腻等食物，必定会引起严重下痢，这是医生所不能治疗的，必定会导致死亡。如果吃糕饼、稻饼、黍饴，吃细切的肉和炙烤的肉、枣、栗等各种果物以及干肉等坚实的难以消化的食物，因胃气还很虚弱，不能消化，必定又会造成胃肠结热。如果此时用药来让患者下泻，就会导致胃气虚冷，而引起严重下痢，不能控制。如果不让患者下泻，必定会死亡；下泻后又会造成危险，两种情况都难以救治。患热病以及大病之后，很多人都因此而死，所以不能不谨慎。

疾病刚刚痊愈后，只能吃糜粥。宁可少吃使自己饥饿，也要注意不能吃饱，更不能吃其他的食物；患者即使想吃，家人也不要给他吃。等到病好了很久之后，才可以渐渐吃点羊肉、白糜，或羹汁、鸡肉、兔肉、鹿肉，仍然不能吃猪肉、狗肉。

疾病刚刚痊愈应当静卧休息，不要早起梳头洗脸。不仅不能使身体劳累，也不能多说话而使思想劳烦。凡是这些都会使患者患劳复症，即因伤寒热病初愈，气血还没有恢复，正气还很虚弱，余邪没有除尽，而此时妄加劳作，或饮食上不节制等，就会引起疾病复发。其中，因劳累而复发的叫作劳复，因饮食失节而复发的叫作食复，因房事而复发的叫作女劳复。古来因女劳复而死的人很多。

患者患流行病痊愈后不满五天，就吃一切肉、面，一旦病复发后就会难以治疗。

患流行病痊愈后刚能起床时，又饮酒及吃韭菜，病就会复发。

疾病刚刚痊愈，吃用盐和米粉腌制的鱼会下痢不止。

疾病刚刚痊愈后，千万不能吃生菜，否则就会使人面色终生不能恢复到患病以前的模样。

刚刚以发汗之法解除了流行病后，又饮冷水的人，会损害心包，使人虚弱不能康复。

患流行病刚刚痊愈后，吃生枣以及羊肉的人，必定会膈上发作热蒸病；吃犬、羊等肉的人，会引起骨中热蒸的病；吃鱼肉与瓜、生菜，会使人身体发热；吃蒜、脍的人，病复发后必定导致特别困顿。

黄龙汤（仲景名小柴胡汤）

治伤寒病痊愈后，又头痛、发热，烦闷。

【组　　方】 柴胡一斤，半夏半斤，黄芩三两，人参、甘草各二两，生姜四两，大枣十二枚。

【用法用量】 以上七味药研细末，用水一斗煎取五升，去渣，服五合，一日三次。不呕而渴者去半夏，加天花粉四两。

枳实栀子汤

治大病愈后因劳累而复发。

【组　　方】 枳实三枚，栀子十四枚，淡豆豉（绵裹）一升。

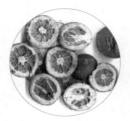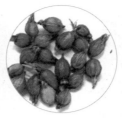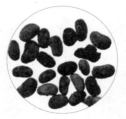

【用法用量】 以上三味药研细末，用酢浆七升，先煎减三升，再放入枳实、栀子煎取二升，再放入淡豆豉煮五六沸，去渣，分两次服，盖上被子捂汗。如有脾胃失调病症者加大黄。

麦冬汤

治伤寒劳复引起的气息欲绝。

【组　　方】 麦冬一两，甘草二两，京枣二十枚，竹叶（切）一升。

【用法用量】 以上四味药研细末，用水七升煮粳米一升令熟去米，再加入余药煎取三升，分三次服，不能服者绵滴汤纳口中用之有效。

肝脏脉论第一

在中医里肝素有"郎官"的美称，因为它与胆互为表里，肝脏开窍于眼，肝气与眼睛相通，眼睛调和则能明辨五色。左眼为甲，属阳木，右眼为乙，属阴木，肝气流通循环到紫宫穴（在胸部，当前正中线上），通过指甲可以察其状况。在外主管筋，在内主管血液。肝脏的结构，左边三叶，右边四叶，总共七叶。魂是五脏之中肝脏的所藏，也称为魂藏。所以与四季节气相呼应，肝藏血，血藏魂。肝在气则话多，在液则泪多。肝气虚会表现出恐惧，肝气实会表现出易怒的情绪。肝气虚则会出现梦见苑中生草，肝气盛则会梦见伏在树下不敢起，或者是梦中发怒，如果有逆乱之气侵入，则会出现梦见山林树木的情形。

在人体处于睡眠时，血液主要藏于肝。因为血液通过肝脏在人体内循环，这样才使眼睛能看清东西，脚能行走，手掌能握东西，手指能抓东西。

肝脏属木，与胆合成腑。肝脏的经脉是足厥阴经，与足少阳胆经结为表里。肝脉为弦脉，肝气在冬季开始上升，在春季最旺盛。春天万物开始生长的时候，肝气来势软而弱，宽而虚，所以肝脉为弦。肝气软就不能发汗，弱就不能泄下。肝气宽则开，开则通，通则畅，所以称肝脉为宽而虚。

春脉如弦，春脉是肝脉，方位是东方，属木，万物在春季开始生长，因此肝气来势软而弱，轻虚而滑，端直而长，所以称肝脉为弦，与这种脉象相反的即是有病。如何才能称之为相反呢？肝气来势实而弦，这叫作太过，显示病在体表；肝气来势不实而微，这叫不及，显示病在内脏。肝气太过就会使人容易发怒，忽然目眩头晕而发为癫病；肝气不及就会使人胸部疼痛并牵引至背，引起两胁胠下胀满。

肝脉来势柔弱，像竹竿末梢那样摇动称为平脉。春天肝脉以胃气为奉，肝脉来势盈实而滑，如同顺摸长竿的，称为有肝病。肝脉来势急而且非常有劲，好像按新张开的弓弦，这称为肝死脉。

真肝脉来到时，内外皆急，好像摸刀刃一样，如同按在琴弦上一样，且患者面色青白没有光泽，毛发摧折的，很快就会死去。

春天肝脉有胃气而微弦的称为平脉，弦多胃气少就称为有肝病。脉象只有弦而没有胃气，称之为死脉。有胃气而脉毛是秋天生的病，脉毛现象非常厉害的是今春生的病。

肝归藏血，血是魂归附的地方，如果心中悲哀动荡就会伤魂，魂受伤就会狂妄，而精不能固守，导致人阴缩而挛筋，两侧肋骨不能上举，毛发枯萎面色憔悴，患者将会在秋天死去。

足厥阴肝经的经气衰竭就会缩筋，牵引睾丸和舌头。足厥阴经，即是肝脉。肝，是筋总汇的地方，筋会聚在生殖器上同时在舌根结成脉络，所以脉气不营运就会筋缩挛急，筋缩挛急就会牵引睾丸与舌头，因此说唇青舌卷卵缩就表明筋已经先死了。如果在庚日病情严重，就会在辛日死去，因为庚辛属金，而肝属木，金克木。

肝失去所藏的魂，真肝脉显现，用浮的手法诊得脉象为弱，按的手法诊得脉象像绳索不相连续，或者如蛇曲行的必定会死。

春天肝木旺，肝脉弦细而长的称为平脉。如果肝脉沉弱而滑的，这是肾邪欺肝，母归子位肾为水，肝为木，水生木，所以肾为母，肝为子。今肾水欺凌肝木，于是就称为母归子，这是虚邪，即使有病也容易治疗。如果诊得浮大而洪的脉象，是心邪欺凌肝，心火为肝木三子，子欺母，这是实邪，更不用担心，即使有病也会自己痊愈。相反，如果诊得微涩而短的脉象，是肺邪欺肝，金克木而为贼邪，大逆，将会不治而死。而如果诊得大而缓的脉象，是脾邪欺肝，土反欺木而为微邪，即使生病也会立即痊愈。心邪欺肝必发生上吐下痢，肺邪欺肝就会成为痈肿。

左手关上脉象阴绝尺脉上不至关的，是无肝脉。这种病苦于癃闭，遗溺难言，胁下有邪气，容易呕吐，治疗时应该针刺足少阳经上的穴位。

左手关上脉象阴实的，是肝实证。这种病苦于肉中疼痛，活动时容易转筋、呕吐，治疗方法为针刺足厥阴经上的穴位。

肝脉到来，滑如倚竿，如琴瑟弦。在呼气一次的时间里肝脉搏动两次称为平脉，搏动三次称为离经病，搏动四次为脱精，搏动五次就会昏迷过去，搏动六次就会命绝，以上是从足厥阴脉表现出来的病症。

肝脉非常急就会胡言乱语，微急时表示腋下有肝积，像倒扣的杯子一样；脉象特别缓就会呕吐，微缓就会患胸下积水，结聚成形而小便不畅的病；脉象特别

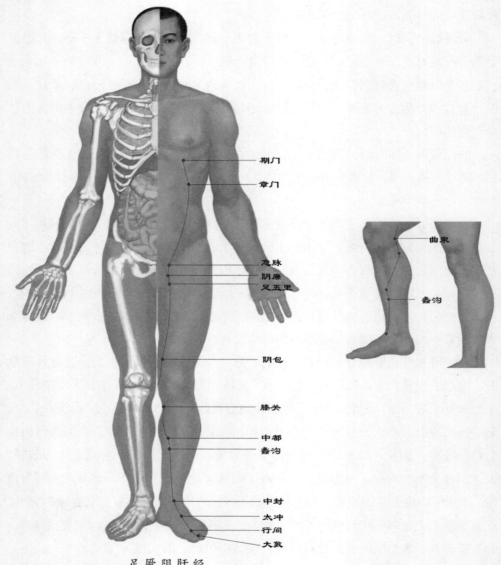

期门
章门
急脉
阴廉
足五里
阴包
膝关
中都
蠡沟
中封
太冲
行间
大敦

曲泉
蠡沟

足厥阴肝经

大就会生内痈肿，易呕血，脉微大就会生肝痹，缩咳牵引小腹；脉非常小就会患多饮症，微小即是患消瘅，症候是多饮而渴，多食善饮，烦热，因热盛于内，津液被损所致；脉特别滑即是患癫疝，阴囊肿痛，微滑即是患遗溺；脉极涩就会患淡饮症，微涩即是患瘰疬筋挛。

肝脉搏坚而长，面色不青，会患下坠的病。如果脉象搏，因血积在胁下，使人喘逆。脉象软而散，面色光泽的，会患溢饮病。患溢饮的人，异常口渴，饮水很多，而水容易溢入肌皮肠胃之外。

肝脉到来时，脉象长而且左右弹击的，是有积气在心下四肢以及腋下，这叫作肝痹。患这种病是因为得了寒湿，与疝病相似，会腰部疼痛足发冷且头痛。

扁鹊说：肝有病就会眼神散乱，肝虚就会生寒，生寒就会阴气壮盛，而阴气壮盛就会梦见山树等。肝实就会生热，生热就会阳气壮，阳气壮则容易梦中发怒。

肝表现在声音上为呼，在动作上为握，在志意上为怒。因此，愤怒伤肝，精与气归并于肝就会生忧。肝虚就会恐惧，肝实就会发怒，经常发怒也会生忧。

肝生了病，面色发青，手足拘急，胁下苦满，或者时常眩晕，脉象弦长的，这种患者可以医治。适宜服用防风竹沥汤、秦艽散。春季应当针刺大敦穴，夏季针刺行间，冬天针刺曲泉，都用补法。夏季针刺太冲穴，秋季针刺中都穴，都用泄法。又应当艾灸期门穴一百壮，脊柱第九椎五十壮。

肝有病，就会两胁疼痛，内体寒冷，有恶血在内腑，易抽搐，骨节时常发肿。应当取行间穴以导引邪气下行减轻胁痛，补足三里以温和胃中，取治血脉以消散恶血，取治耳间青脉以祛除抽搐症。

凡是曾经从高处坠落而受伤，恶血滞留在体内的，或者有所大怒，气上逆而不能下行的，就会积聚在左胁下而伤肝。

肝中了风邪的，就会头眼掣动，两胁疼痛，行走时身体伛偻，好像患有恶阻病或妊娠呕吐一样嗜爱甜食。

肝中了寒邪，患者瑟瑟怕寒，浑身发热，脸发红，有浆汗，胸中烦热。

肝中了寒邪的人，两臂不能高举，舌根干燥，爱叹息，胸中疼痛不能转侧，时时出盗汗，咳嗽，饭后就会吐汁水。

肝主管胸中气喘，如果怒骂，它的脉象为沉，且胸中窒闷，让人推按它，感觉有热，且鼻子窒塞。

如果肝脏被中伤，患者脱肉，卧床时口欲张开着，时时手足发青，眼睛关闭，瞳仁发痛，这都是肝脏受中伤所造成的。

有肝腹水的患者，腹大不能自由转侧，而胁下腹中疼痛，时时微生津液，小便续通。

肝胀的患者，胁下满胀，继而引发小腹疼痛。

患肝脏气血郁滞患者，时常按捺捶打胸上以缓解烦闷之苦，在病发初期不很严重时，只想喝热饮。

诊断患有肝积的症状为：患者的脉象弦细，两胁下疼痛，邪气在心下游走，足胫寒，胁痛牵引小腹，男子患积疝，女子患瘕淋，皮肉消瘦无光泽，容易转筋，指甲枯黑，春天缓和而秋天严重，脸色发青。

青为肝，肝合筋，颜色青得如翠鸟羽毛的就吉。肝脏主管眼睛，眼睛是肝脏外延的器官。如果患者体质为木形，与上角体形体质相比，面色青，头小面长，肩大，背平，身直，手足小，有才华，好思考，气力小，多忧劳世事，耐春夏不耐秋冬，就会秋冬感受邪气而生病，足厥阴经交横错杂。胁有广、合、坚、脆、倾、正等情况，如有任何一种，肝必与之对应。肝的正常颜色是青色。肌肤纹理细的人，肝就小，肝小就会脏气安定，也就没有胁下的各种疾病；肌肤纹理粗的人，肝就大，肝大则是肝虚，肝虚就会生寒，寒气逼迫胃与咽，容易导致胸中阻隔不通，早上会胁下疼痛。

凡是十二经脉在人体皮肤的分属部位有凹陷或凸起的人，必定生病患，足少阳胆经是肝的分属部位，而肝气在其中运行，外部也随之有所反映。脉象沉浊就表明病在内，脉象浮清则病在外。如果病色从外向内蔓延，病则是从外部生的，经脉分属部位会凸起；如果病色从内向外蔓延，病则是从内部生的，经脉的分属部位会凹陷。内病先治阴，后治阳；外病则先治阳，后治阴。阳主治外病，阴主治内病。

春天为木，春脉为肝脉，颜色为青，主足少阳脉。春天取治络脉时，分肉皮肉与骨相近的肉，春天树木开始生长，肝气开始生成，肝气急，风邪侵入肝后，肝经脉象深藏，因为肝气少而不能深入经脉，所以取治络脉分肉之间。肝脉的根本都在窍阴之间，相应的部位在天窗穴之前。天窗穴，是耳前的上下脉，用手按时搏动的就是。

肝的筋起于小趾及次趾之上，在外踝处结聚，再向上循着胫骨上外侧延伸，结聚在膝的外侧。它的一支另外从辅骨外侧开始，向上从大腿前经过，在伏兔穴之上结聚，从大腿后经过的在尾尻处结聚。主筋向上经过季胁下方夹脊两旁空软部分到达季胁，再向上经过腋前侧，挟应乳即胸大肌两旁，在缺盆处结聚。其他筋上行从腋部出来，穿过缺盆，从太阳穴之前出来，再循着耳后直上额角，交会在巅顶之上，再下行经过额，在颧骨上结聚。它的分支在外眼角相结而成为外维。肝脉从外眼角处出发，向上抵达额角，再下行到耳后，沿着颈部来到手少阳经之前，再来到肩上并从手少阳经的后面退交出来，进入缺盆。其他支脉从耳后进入耳中，从耳前出来，再来到外眼角的后面。

支脉离开外眼角，下行到大迎，与手少阳经在颧骨下交会，加颊车，下行经过颈部与缺盆交会，再下行到胸中，穿过膈与肝联络，属胆经，沿着肋骨里面，从气街穿出，绕过毛际，横向进入环跳中。它的主脉从缺盆直下腋部再沿着胸部下行，经过季肋下行并在环跳中交会，沿着大腿外侧向下行进并从膝外侧出来，再下行到外辅骨的前面，并直抵绝骨末端，再从外踝之前下出，沿着足背前行，从小趾次趾端出来。它的支脉离开脚背，上行进入大趾之间，沿着大趾歧内并从趾端出来，再返回穿过指甲，从三毛即聚毛、丛毛，在大趾第一节背面皮肤上出来，与足厥阴经交会而结为表里。厥阴经的本，在行间以上五寸，与背俞相应，共同交会在手太阴经上。

足少阳络脉名叫光明，在离足踝半寸的地方就是。从这里分出，别走厥阴肝经，向下联络足背，主辖肝生病。肝因实而病则生胆热，胆热则会厥冷，厥冷则是阳脉生病。阳脉反逆，比寸口脉大一倍，生病就会胸中有热，心胁头颌疼痛，缺盆腋下发肿。肝虚就会胆寒，胆寒就会痿蹙（足软不能行走），痿蹙就是阴脉有病。阴脉反而小于寸口脉，生病就会胸中有寒，少气口苦，身体不滋润没有光泽，向外直到绝骨外以及每一骨节都疼痛。如果阴阳俱动以及俱静，像牵引绳索而停顿一样，是有病，这些都是足少阳胆经筋脉有病，今取足厥阴肝经附后。

阳维足厥阴经的脉起于大趾关节体毛聚汇的边缘，在离内踝一寸的地方，沿着足背上侧向上，在内踝上方八寸的地方从足太阴脾经的后面交会；出来后，再沿着膝弯内侧，以及大腿内侧进入阴毛中，绕过阴器，抵达小腹、挟胃的两旁，属于肝经，联络胆，向上穿过膈，分布在胁，沿着喉咙之后，向上进入鼻咽，与目系相连，再向上从额穿出，与督脉在巅顶交会。它的支脉从目系出来，下行到面颊里面并环绕于口唇之内。它的另一支脉又从肝分出，另行穿过膈向上行，注入肺中。这条经脉受外邪所动会导致腰痛不可俯仰，男人患癫疝，妇女小腹肿，严重的出现呕吐得胃腹俱空，口舌干涸，面尘脱色。表明是这条经脉所属的腑脏而引发的证候，有胸满呕逆，洞泄狐疝，遗溺闭癃。肝盛的人，寸口脉比常人迎脉大一倍；肝虚弱的人寸口脉比常人迎脉小。

足厥阴络脉名叫蠡沟，脉在离内踝向上五寸的地方，另行进入足少阳胆经的络脉，它的支脉循着胫骨上行到睾丸，在阴茎处结聚。如果它的脉气逆乱，睾丸就会发肿，最后导致疝气。脉气实就会阴茎坚挺长热，脉气虚就会阴茎暴痒。要治疗就要取治它的支脉。足厥阴经的筋从大趾上出发，向上行进并于内踝之前结聚，再沿着脚胫向上，在腓骨内侧之上结聚，再向下沿着阴股，与阴器交结，与各种筋结成脉络。

春季三月，肝胆青筋牵病比较多，它的病源来自足少阴肾经，涉及少阳胆经，少阳之气开始生发，少阴之气开始衰弱，阴阳之气在腠理滞结相搏，皮毛的病都发生了，表里的病也因此而起。少阳的阳气发动反逆少阴的阴气，会导致脏腑生痨病，它的病与前者正好相反。如果腑虚就会被阴邪伤害，症状有腰背强急，脚缩不能伸展，脚胫非常疼痛，眼睛眩花；如果脏实就会被阳毒损伤，症状是先冷后热，颈外两筋牵引使颈项不能伸屈，颈背僵直，眼睛赤黄，如想转动，必须全身回侧，所以称为青筋牵病。

扁鹊说：灸肝俞和肺俞，主治丹毒牵病，应当依据病源进行施治。调理其阴阳，那么脏腑之病就不会发生了。

肝虚实第二

肝实热

肝经邪热炽盛的病症，就是肝实热。主要是肝经伏热所引起的气机郁滞兼或有伤及肝脏阴液的征候。肝经实热的一个原因是情志不畅引起肝脏机能的改变，从而影响气机的升降郁而化热，上逆犯肺而出现喘逆，火热内伤又可引起情志及精神的异常而出现恐畏、谬说有人等症状，伤及肝血则视物不明。总之，肝实热的病理是由于火热而引起的肝脏生理功能失常或累及他脏甚至全身机能的改变，因此，治疗上应以清泄肝火为主，兼顾其他脏腑；或疏理气机，或调畅情志，或养血益阴或安神定志等。

泻肝前胡汤

治肝实热，目痛，胸满急塞。

【组　方】　前胡、秦皮、细辛、栀子、黄芩、升麻、葳蕤仁、决明子各三两，苦竹叶（切）一升，车前叶（切）一升，芒硝三两。

【用法用量】　以上十一味药研细末，用水九升，煎取三升，去渣，下芒硝，分三次服。（又一方有柴胡三两，共十二味。）

远志煮散

治肝邪热，出言反常，乍宽乍急。

【组　方】　远志、射干、杏仁、大青各一两半，茯神、葛根、甘草、麦冬各一两，芍药二两三分，桂心三分，石膏二两，知母、升麻各五分。

【用法用量】　以上十三味药捣碎为粗散，用水二升五合煮竹叶一升，取汁用煮药一匕半，煎取八合为一服，一日两次。以绵裹散煮之。

肝虚寒

　　肝虚寒证是素体阳虚，肝脏亏损呈现的症候。表现的证候分为两大组症状，一组是肝脏本身病变所表现的症状，如胁肋痞胀，或隐隐作痛、郁郁不乐、善悲易恐、面色黧黑、畏寒肢冷、面色㿠白、精神萎靡、少气懒言、舌淡胖嫩苔白滑、脉弦细或沉细无力，它反映肝虚寒证最基本的病理变化，可称之为本证；另一组是在其经脉循行部位上所反映出来的症状，由于个体差异，这部分临床表现极为复杂多变，或见胁下痞块、胁下坚满、疼痛隐隐，或见头顶疼痛、吐涎沫，或见腹胀、胃脘冷痛、不欲饮水、口吐清水，或见筋腱痿软、关节不利、指甲干枯，或见阳痿、囊缩、少腹冷痛，或见少腹如扇如吹风状、月经不调、痛经、漏下、经色淡等，可将其称为或然证。

槟榔汤方

治肝虚寒，胁下痛、胀满气急，目昏浊、视物不明。

【组　　方】　槟榔二十四枚，母姜七两，附子七枚，茯苓、橘皮、桂心各三两，桔梗、白术各四两，吴茱萸五两。

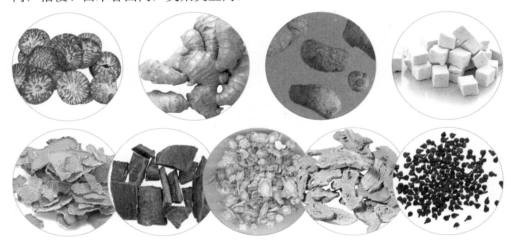

【用法用量】　以上九味药研细末，用水九升，煎取三升，去渣，分温三服。如果气喘者，加川芎三两，半夏四两，甘草二两。

　　肝虚目不明，灸肝俞二百壮，小儿斟酌可灸三七壮。

防风补煎方

治肝虚寒，双目视物不明，谛视生花。

【组　　方】　防风、细辛、川芎、白鲜皮、独活、甘草各三两，橘皮二两，大枣三七枚，甘竹叶（切）一升，蜜五合。

【用法用量】　以上十味药研细末，用水一斗二升，先煮九味，煎取四升去渣，下蜜更煎两沸，分四服，白天三次晚上一次，如果五六月以燥器贮，冷水藏之。

肝劳第三

　　患肝劳病者，治疗时宜补益心气，因为心气旺才能益肝。人逆春气，足少阳脉气不生，而肝气就会在体内逆乱，进而产生各种病患疾痛；顺应春气则足少阳脉气生，肝气条达顺畅，所以人应该顺应自然节气的变化。

虎骨酒补方

治肝虚寒劳损，口苦，关节骨疼痛，筋挛缩，烦闷方。

【组　　方】　虎骨一升（炙焦，捣成如雀头大小的碎块，现用白狗骨代），丹参八两，生地黄七两，地骨皮、干姜、川芎各四两，猪椒根、白术、五加皮、枳实各五两。

【用法用量】　将方中的十味药，捣碎，装入绢袋内，以四斗酒浸泡四天，刚一开始每次服六七合，药量逐渐增加至一升，每日服两次。

筋极第四

地黄煎

治筋实极，手足爪甲或青或黄、或黑乌黯，四肢筋急烦满。

【组　　方】　生地黄汁三升，生葛汁、生玄参汁各一升，大黄、升麻各二两，栀子、麻黄、犀角（水牛角代）各三两，石膏五两，芍药四两。

【用法用量】　以上十味药研细末，用水七升煮七物，煎取二升，去渣，下地黄汁，煎一两沸，次下生葛汁等，煎取三升，分三次服，一日两次。

五加酒

治筋虚极、筋痹，好悲思，颜色苍白，脚手拘挛，伸动缩急，腹中转痛。

【组　　方】　五加皮一斤，枳刺二升，大麻仁三升，猪椒根皮、丹参各八两，桂心、当归、甘草各三两，天雄、秦椒、白鲜皮、通草各四两，干姜、川芎各五两，薏苡仁半升。

【用法用量】　以上十五味药研细末，用绢袋盛，清酒四斗浸泡，春夏四日，秋冬六七日。初服六七合，稍稍加，以见效为准。

橘皮通气汤

治筋实极则咳，咳则两胁下缩痛，痛甚则不可转动。

【组　　方】　橘皮四两，白术、石膏各五两，细辛、当归、桂心、茯苓各二两，淡豆豉一升。

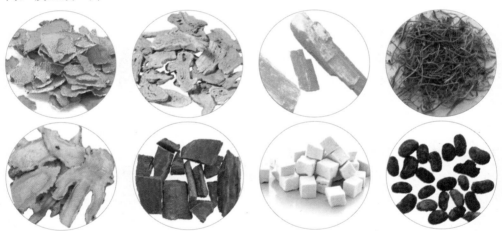

【用法用量】　以上八味药研细末，用水九升，煎取三升，去渣，分三次服。

胆腑脉论第一

胆与肝的关系极为密切。胆附于肝之短叶，与肝相连，受肝的掌管，肝合气于胆。

在医书典籍中，胆被称为中清之腑。比如《甲乙经》中称胆为中精之腑，《难经》中称胆为清净之腑。因为胆与肝都具有疏泄的重要功能，且能调节制约各脏腑，因而它们也被称为将军之官。生理上，胆腑长约7～9厘米，宽约2.2～3.5厘米，其容积为30～50毫升，同时胆具有判断事物并做出决定的作用，能柔能刚，能喜能怒。当人眼睛边上胞肿胀时，胆就会横起来。在人体脏器中，胃、小肠、大肠、三焦、膀胱能够感受天之气，取法于天，因而泻而不藏，受纳五脏浊气，有"传化之腑"之称，也就是它们所收纳之物不会久藏，最后都是要输送泄出体外的。相对而言，胆、髓、骨、脑、脉和女子子宫能够感受地气，取法于地，属阴，可藏精血，且藏而不泄，有"奇恒之腑"之称。日常生活中五脏六腑有"实而不满"，"满而不实"的说法，这主要在于五脏是藏精气而不泻的地方，因其精气充满而不收受水谷，所以不能被充实。六腑的作用在于将食物消化、吸收、输泻出体外，但是其虽充实却不能如五脏那样被充满，因为食物入口以后，胃里虽实，肠里却是空的，等到食物下去时，肠中充实，而胃里又空了，所以有此说法。

胆的经脉叫"足少阳经"，起于外眼角，上行到额角，再折向下转至耳后，沿着颈部，行于手少阳经的前面，到达肩上，再交叉行至手少阳经的后面，入于缺盆。它的一条支脉，从耳后进入耳中，再出行至耳的前方，到达外眼角的后方。又一支脉，从外眼角处分出，下走大迎穴，会合手少阳经至眼眶下方，再下行经颊车，于颈部与本经前入缺盆之脉相合，然后向下进入胸中，穿过膈膜，与本经互为表里的肝脏相联络，联属于胆腑，再沿胁内下行，经小腹两侧的气街，绕阴毛处，横行进入环跳穴。其直行的经脉，从缺盆部下行至腋部，再沿着胸部经过季胁，与前一支脉会合于环跳穴所在的部位，再向下沿着大腿的外侧到达膝外侧后，下行经腓骨前方，直至外踝上方之腓骨末端的凹陷处，再向下出于外踝的前方，沿着足背进入足第四趾的外侧端。又一支脉，从足背分出，沿第一、第二跖骨之间，行至足大趾末端，又返回穿过爪甲，出爪甲后的三毛（大敦）与足厥阴经相接。

足少阳胆经之经气发生异常的变动，就会出现口苦、时常叹气、胸胁部作痛以致身体不能转动等症状。病重的面色灰暗无光泽，全身皮肤枯槁，足外侧发热，这叫作"阳厥"。足少阳胆经上的腧穴主治骨所发生的疾病，其症状是头痛，颌部疼痛，外眼角痛，缺盆肿痛，腋下肿胀，腋下或颈部病发瘰疬，自汗出而战栗怕冷，疟疾，胸、胁、肋、大腿、膝盖等部位的外侧直至小腿外侧、绝骨、外踝前等部位以及胆经经脉循行所经过的各个关节都发生疼痛，足第四趾不能活动。这些病征，属实的就用泻法，属虚的就用补法；属热的就用速刺法，属寒的

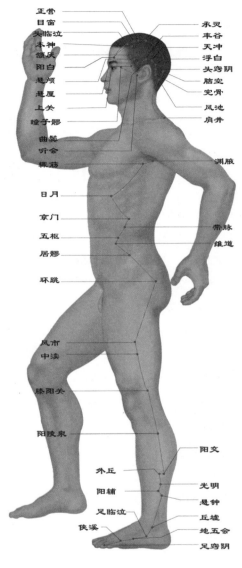

足少阳胆经

就用留针法；脉虚陷的就用灸法，不实不虚的从本经取治。属于本经经气亢盛的，其人迎脉的脉象要比寸口脉的脉象大一倍；而属于本经经气虚弱的，其人迎脉的脉象反而会比寸口脉的脉象小。

胆实病症的脉象通常为左手关部阳实，这时患者会出现腹中不安，身体飘举不稳等症状，诊治的方法是在足少阳胆经上取穴，刺足上第二趾节后一寸处，即

可痊愈。

如果胆腑患病，其症候为口苦，呕宿汁，不时叹息，心中不安定，多恐惧。咽喉中像有梗阻，常吐唾液。说明邪气在胆，而上逆于胃，胆液泄出而口苦，胃气上逆而呕苦汁，所以此症状也叫呕胆。诊治的方法，建议诊察足少阳的起止端，察看穴脉的陷下处而灸灼，患寒热症可刺阳陵泉。对胃气上逆患者，刺足少阳血络，可使胆闭藏，再调节其虚实邪正之气，以消除邪气。

胆虚实第二

胆实热

胆实热是胆感受热邪所致的症候。如果人体左手关部脉象轻取有力，这是足少阳胆经阳实的征兆。由此判定为患有胆实热证，症状为吃不下饭，咽喉发干，腹中气满，恶寒，同时伴有头痛、胁痛等。

半夏千里流水汤

治胆腑实热，精神不内守，泻热方。

【组　　方】　半夏、宿姜各三两，远志、茯苓各二两，生地黄五两，黄芩一两，秫米一升，酸枣仁五合。

【用法用量】　先将所列药切细，取五斗水（长流水）煮秫米，达到起泡有声，但未沸腾状态，后澄清。用九升来熬药，得三升半汤药，分服三次。

胆虚寒

胆虚寒是胆受寒邪所致的症候。如果人体左手关部脉象轻取乏力，这是足少阳胆经阳虚的征兆。由此判定为患有胆虚寒证，症状为足趾不能摇动，足躄不能行走，动则跌到，眩晕痿厥，眼睛发黄，看实物模糊。

酸枣汤

治虚劳烦扰，奔气在胸中，入眠困难。

【组　　方】　酸枣仁三升，人参、茯苓、桂心、生姜、知母各二两，甘草一两半，石膏四两。

【用法用量】 先将药切细，用一斗水熬酸枣仁煎取七升，除药渣后加入其他药，熬成三升汤药，每次一升，一日三次即可见效。

◀ 温胆汤 ▶

治大病初愈、虚烦、入眠困难等胆寒病症。

【组　　方】 半夏、枳实、竹茹各二两，橘皮三两，生姜四两，甘草一两。

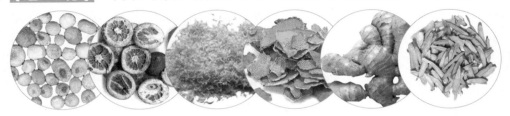

【用法用量】 先将所列药物切细，用八升水熬取两升汤药，分服三次，即可见效。

咽门论第三

咽门，就是人体的咽喉处，与五脏六腑相应，是饮食下咽，呼吸出入的门户。它下连食道和气管。用五行理论解释，咽门就是神和气往来、阴阳通塞的通道。咽门中的胞囊、舌头、咽喉、津液等是人体感应五味的根本，所以我们应该学一些这方面的常识。作为肝胆的外候，咽门的功能主要是疏通五脏六腑的津液与神气，并且与十二时辰相应。当体内五脏出现热症，咽门就会关闭，气也因此堵塞。如果患有五脏热证，建议用可以促进咽门畅通的治法。倘若六腑出现寒证，咽门则会裂开，而声音变得嘶哑。诊治的药方见母姜酒方。若是六腑寒证，则可采用滋补之法。当寒热得到调和，病症则愈。

髓虚实第四

髓的虚与实，受肝胆掌控。髓虚患者时常脑痛不安，髓实患者则勇敢强悍。

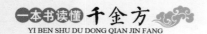
对于由髓而生的脏腑之病，通常热在五脏，寒在六腑。

羌活补髓丸

治髓虚脑痛不安，胆腑中寒。

【组　　方】 羌活、川芎、当归各三两，桂心二两，人参四两，大枣肉（研如脂）、羊髓、酥各一升，牛髓、大麻仁各二升（熬研如脂）。

【用法用量】 以上十味药先捣五种干药为末，下枣膏，麻仁又捣，下二髓并酥，放入铜钵中，重汤煎取为丸如梧子大，酒服三十丸，一日两次服，可逐渐增至四十丸。

柴胡发泄汤

治体实勇悍惊热，主肝热方。

【组　　方】 柴胡、升麻、黄芩、细辛、枳实、栀子、芒硝各三两，淡竹叶、生地黄各一升，泽泻四两。

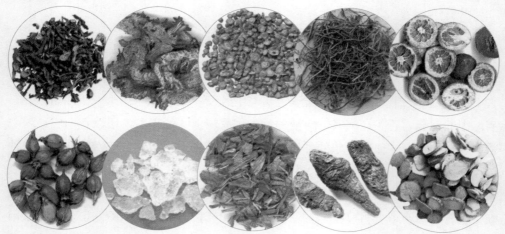

【用法用量】 以上十味药研细末，用水九升煎取三升，去渣，下芒硝，分三次服。

心脏脉论第一

　　心脏是人体脏腑中最重要的器官，它主宰各脏腑进行协调活动。换句话说，各脏腑都是在心的领导下互相联系，分工合作，才构成了一个有机的整体。按照五行的说法，心属火，在四时中旺夏季，方位为南方离宫。心脏之本为五脏之精，主管人之神，而神是由五脏的精气结聚而生。心用来承受外物，与生俱来者为精，阴阳两精交合则称为神。在这里心以及心主管的神就好比帝王统领四方。

　　心的经脉叫"手少阴经"，起于心中，由心的络脉而出，向下通过膈膜，联络小肠。它的支脉，从心的脉络向上走行，并挟行于咽喉的两旁，此后再向上行

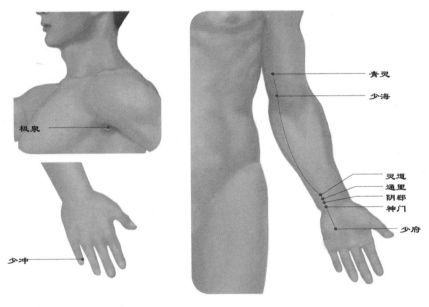

青灵
少海
极泉
灵道
通里
阴郄
神门
少府
少冲

手少阴心经

而与眼球联络于脑的脉络相联系。直行的脉，从心与他脏相联系的脉络上行至肺，横出胁下，沿上臂内侧后缘，行手太阴经和手厥阴经的后面，下行肘内，沿臂内侧后缘，到掌内小指侧高骨尖端，入手掌内侧，沿小指内侧至尖端，与手太阳经相接。

手少阴心经之经气发生异常的变动，就会出现咽喉干燥、头痛、口渴而想要喝水等症状，这叫作"臂厥病"。

本经所主的心脏发生病变，为眼睛发黄，胁肋胀满疼痛，上臂和下臂内侧后缘疼痛、厥冷，或掌心热痛。治疗上面这些病征时，属于经气亢盛的就要用泻法，属虚的就用补法；属热的就用速刺法，属寒的就用留针法；脉虚陷的就用灸法，不实不虚的从本经取治。属于本经经气亢盛的，其寸口脉的脉象要比人迎脉的脉象大两倍；气虚，寸口脉反小于人迎脉。

与心脏紧密相连的外延器官为舌，即心气与舌是相通的。如果舌头调和，人才能感知辨明五味。舌不是窍，心气表现在九窍中为耳，也就是心附通于耳窍，左耳为丙，是阳火，右耳为丁，是阴火，阴阳在炎宫循环，向上则由口唇出。心与肾则是水火相济的关系，因为心属火，肾属水，当肾中真阳上升则养心火，心火抑制肾水泛滥而养真阳，同时肾水又抑制心火，两者相互协调，又相互制约。

耳是心脏色诊的地方，心脏外主血脉运行，内则主五音。古代心神被称为啁啁，心主藏神，称为五神居，并与时节相应会。心藏脉，脉为神的居舍，在气表现为吞，在液表现为汗水。心气实则会笑个不停，心气虚人就容易悲伤不已。梦中嬉笑以及恐怖畏惧说明心气盛，梦见救火和阳物则说明心气虚，并且在心气相应的时辰季节还会梦见烧灼，倘如果逆乱之气侵扰心中，则会梦见山丘以及烟火。

心脉如夏季万物旺盛地成长，来时旺盛去时衰弱。夏脉就是心脉。夏脉与此逆反者则说明发生了病患。判断脉象是否逆反的方法是，心气来时不盛去时反而旺盛，是不及的反应，说明病在内；如果心气来时旺盛去时也旺盛，这是太过，表明病在外。不及易心烦，在上为咳嗽吐涎，在下为放屁症状；太过的话，人的皮肤发痛，身体容易发热，即生为浸淫病。

心脏受寒邪侵扰的症状为患者心中好像吃了蒜末，严重者背痛彻心，心痛彻背，就如同患有益注（因益虫侵食腑脏致病，并能流注传染他人），倘如果脉象浮则可自己催吐后，即可痊愈。

心虚实第二

心实热

　　心实热即指心经实热。因实热、痰火犯上所见的邪气盛实的证候。手少阴经阴实，也就说左手寸口、人迎以前部位脉象重按沉实有力，患者的症候为腹满，大便不利，鼻塞，沉重，身体发热，这就是人们常说的心实热。

石膏汤

治心实热或烦闷喘气，头痛，欲吐，吐而不出，喘急。

【组　　方】　石膏一斤，栀子二十一枚，淡竹叶、淡豆豉各一升，小麦三升，茯苓三两，地骨皮五两。

【用法用量】　将以上七味药材切细，加入水一斗五升，煮小麦和竹叶，煎取八升汁水澄清后，放入其他药材煮取药汁两升，除渣即可。分服三次，疗效明显。

泻心汤

治老小下痢水谷不消，肠中雷鸣，心下痞满，干呕不安。

【组　　方】　人参、黄芩、甘草各一两，干姜一两半，黄连二两，半夏三两，大枣十二枚。

【用法用量】　将以上七味药研细末，用水八升，煎取二升半，分三次服。并治霍乱。如果寒加附子一枚，渴加天花粉二两，呕加橘皮一两，痛加当归一两。客热以生姜代干姜。

大黄黄连泻心汤

治心气不足，吐血衄血。

【组　　方】　大黄二两，黄连、黄芩各一两。

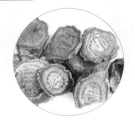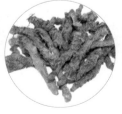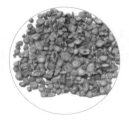

【用法用量】　将以上三味药研细末，用水三升煎取一升，一次较快地将药物服完。亦治霍乱。

心虚寒

　　手少阴经阴虚，也就说左手寸口、人迎以前部位脉象阴虚，患者的症候为悸恐不安，心腹疼痛，说话困难，心寒恍惚，这就是人们常说的心虚寒。

〈 茯苓补心汤 〉

　　治烦闷，心气不足，面黄，易悲愁愤怒，出血，善忘易恐，步态不稳，妇人崩中，五心发热，或独语，而如果效果不好觉，喉咽疼痛，舌根强直，流冷口水，面色发赤。

【组　　方】　茯苓四两，麦冬三两，甘草、桂心各二两，人参、紫石英各一两，赤小豆一十四枚，大枣二十枚。

【用法用量】　先将以上药材切细，加入水七升后煮取药汁两升半，分服三次。

〈 半夏补心汤 〉

　　治脾胃虚弱，寒饮内停，脘腹胀满，悲忧不乐，夜多异梦方。

【组　　方】　半夏六两，宿姜五两，茯苓、桂心、枳实、橘皮各三两，白术四两，防风、远志各二两。

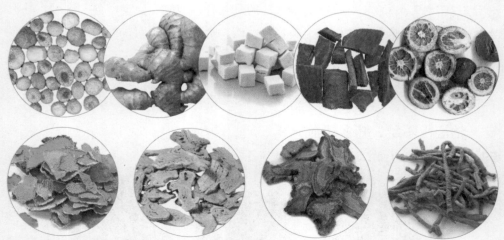

【用法用量】　将以上九味药研细末，用水一斗煎取三升，分三次服。

心小肠俱虚

手少阴与手太阳俱虚的脉象，也就说左手寸口、人迎以前部位脉象阴阳俱虚，病症为完谷不化的腹泻，四肢厥冷，中寒少气，下痢等，属于心小肠俱虚的病证。

大补心汤

治心气弱悸，虚损不足，气力孱弱，脸色憔悴且经常妄语，四肢劳伤等。

【组　方】　石膏、远志、半夏各四两，生地黄、桂心、甘草、阿胶、茯苓、麦冬各三两，附子、黄芩各一两，大枣二十枚，饴糖一斤，生姜六两。

【用法用量】　先切细所列药物，加水一斗五升熬煮，取汁水五升，制成药汤后加饴糖，分服四次。

补心丸

治脏虚善恐怖如魇状及妇人产后余疾，月经不调。

【组　方】　当归、防风、川芎、附子、芍药、甘草、蜀椒、干姜、细辛、桂心、半夏、厚朴、大黄、猪苓各一两，茯苓（一作茯神）、远志各二两。

【用法用量】　将以上十六味药研为细末，加蜜制成如梧子大的药丸，酒服五丸，一日三次，如果效果不好逐渐增加至十丸，冷加热药。

心劳第三

对于心劳病患者，补益脾气为最佳的治疗途径。因为只有脾气旺盛才能感于心脏。倘若违逆季节时气，手太阳就不旺盛，心气虚衰于内。只有顺应规律才能得以生发；顺应安定，违逆则变乱。反顺为逆，即所谓的关格，病症也就由此产生。

大黄泄热汤

治心劳热，口中生疮，大便苦难，闭塞不通，心满痛，小肠热。

【组　方】　大黄、泽泻、黄芩、升麻、芒硝、栀子各三两，桂心、通草、石膏各二两，甘草一两。

【用法用量】　将以上十味药研细末，用水九升，先用水一升别浸大黄一晚，余八升煮诸药煎取二升五合，去渣，下大黄煮两沸去渣，下芒硝溶化，分三次服。

脉极第四

脉极是血脉亏损的疾患，又称血极。常伴见面无血色、头发脱落、易怒、言语不快、惊跳不定等症。

生地黄煎

治脉热极则血色脱色，白干燥不泽，饮食不为肌肤，消热极强胃气方。

【组　　方】　生地黄汁、生麦冬、赤蜜各一升，莼心（一作淡豆豉）、远志各二升，人参、白术、茯苓、芍药、生地黄各三两，甘草二两，石膏六两，生葳蕤四两。

【用法用量】　将以上十一味药研细末，用水一斗二升煎取二升七合，去渣，下地黄汁及蜜，更煎取三升半，分四服。

脉虚实第五

患有脉虚症状者，易惊跳不定，脉实则脉象洪满。通常与脉虚实相应的在于小肠和心脏，比如腑脏患病，由寒而生就会应在小肠腑上，因热而生就会对应在心脏上。

升麻汤

治脉实洪满，主心热病方。

【组　　方】　升麻、黄芩、泽泻、栀子、淡竹叶、芒硝各三两，生地黄一升。

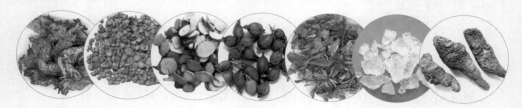

【用法用量】　以上七味药，研细，用水九升煎取三升，去渣，下芒硝，分三次服。

防风丸

补虚调中，治脉虚惊跳不定，乍来乍去，主小肠腑寒方。

【组　　方】　防风、桂心、通草、茯神、远志、麦冬、甘草、人参、白石英各三两。

【用法用量】　将以上九味药研为细末，白蜜和丸，如梧子大，酒服三十丸，一日两次，逐渐增加至四十丸。

麻黄调心泄热汤

治心脉厥大，寸口小肠热，齿龋嗌痛方。

【组　　方】　麻黄、生姜各四两，细辛、黄芩、茯苓、芍药各五两，白术二两，桂心一两，生地黄（切）一升。

【用法用量】　将以上九味药研细末，用水九升煎取三升，去渣，分三次服，若须下痢加芒硝三两。

心腹痛第六

寒气突然侵入于五脏六腑，则会突然出现心痛胸痹。虫心痛：痛有休作，发作肿聚，攻冲上下，或兼面黄白斑，乍青，乍白，乍赤，呕吐不食；注心痛：卒而心痛，面目青黯，或昏愦谵语，或脉乍大，乍小，两手若出两人；风心痛：心痛而胁下鸣转，妨食不消，胸满，短气，吐涎等；悸心痛（虚心痛）：心痛而悸，痛有休作，喜按，得食减缓，饥则更痛，脉虚弱；食心痛：心胸胀闷作痛，或有物杠起，嗳腐吞酸，恶食腹满，脉滑实；饮心痛：胃脘痛，干呕，吐涎，恶心，烦闷，呕吐，或胁下有水声，脉弦滑；冷心痛（又名冷气痛、厥心痛、寒心痛）：心痛暴发，心痛彻背，背痛彻心，或痛势绵绵不休，可伴有手足厥逆，汗冷出，便溺清利，或大便利而不渴。气微力弱，脉沉细无力；热心痛（又名大心痛、火心痛）：胃脘灼热剧痛，畏寒喜冷，时作时止，或兼见面目赤黄，身热烦躁，掌中热，大便坚；去来心痛：心痛倏痛倏止，至一日十数遍，饮食无碍，昼夜不安，久而不愈。

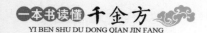

九痛丸

治虫心痛，注心痛，风心痛、悸心痛，食心痛，饮心痛，冷心痛，热心痛，生来心痛。此方还可治疗冷冲上气，落马坠车，血疾。

【组　　方】附子、干姜各二两，巴豆、人参、吴茱萸各一两，生狼毒四两。

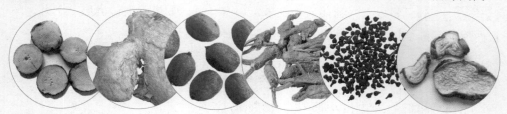

【用法用量】将方中的六味药，研为细末，以蜜调和制成梧桐子大小的药丸。每次空腹服一丸，突然患恶腹胀痛，口不能说话的患者，每次两丸，一天一服。连年积冷流注心胸的患者，也可服用此药，好好静养，治疗效果很好。

桂心三物汤

治心中痞痛，各种逆气悬痛。

【组　　方】生姜、桂心各二两，胶饴半斤。

【用法用量】将方中的药物捣碎，用六升水，煎取三升，去渣，然后放入胶饴，分三次服下。张仲景所作的此方中用枳实五枚，不用胶饴；《肘后方》中记载的此方，用枳实五枚，白术二两，为五味药。

乌头丸

治心痛彻背，背痛彻心。

【组　　方】乌头六铢，附子、蜀椒各半两，赤石脂、干姜各一两。

【用法用量】将方中的五味药，研为细末，以蜜调和制成麻子的药丸，每次饭前服三丸，每日三次，如果药效不明显，则可稍微增加药量。

针灸法

治肾心痛：先取京骨穴、昆仑穴，发针不已，取然谷穴。

治胃心痛：取大都穴、太白穴。

治脾心痛：取然谷穴、太溪穴。

治肝心痛：取行间穴、太冲穴。

治肺心痛：取鱼际穴、太渊穴。

治心痛不可按，烦心：灸治巨阙穴。

治心痛有三虫，多涎，不得反侧：灸治上脘穴。

治心痛身寒，难以俯仰，心疝：灸治中脘穴。

治如针锥般的心痛：刺然谷穴及太溪穴。

治心腹中疼痛：灸治石门穴。

治胸膈间自觉有一种烧灼嘈杂感，微痛烦逆：灸心俞穴百壮。

治心痛（像锥刀刺），气结：灸膈俞穴七壮。

治心痛，恶气上，胁急痛：灸通谷穴五十壮。在乳下二寸。

治严重心绞痛，急绝欲死：灸神府穴百壮。在鸠尾正心，有忌。

治心痛，暴恶风：灸巨阙穴百壮。

治心痛，坚烦气结：灸太仓穴百壮。

胸痹第七

胸痹由于正气亏虚，饮食、情志、寒邪等所引起的以痰浊、瘀血、气滞、寒凝痹阻心脉，主要表现为胸部闷痛、甚则胸痛彻背，喘息不得卧为主证，或胸闷，呼吸欠畅，重者则有胸痛，严重者心痛彻背，背痛彻心。脉弦或结代。

瓜蒌汤

治胸痹病喘息咳嗽，胸背痛短气，寸脉沉而迟关上小紧数。

【组　　方】　瓜蒌一枚，半夏、薤白各半斤，枳实二两，生姜四两。

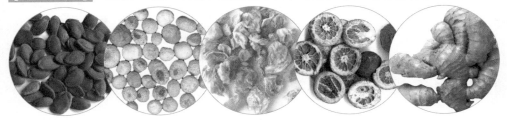

【用法用量】　以上五味药，研细，用白苦酒一斗煎取四升，服一升，一日三次。（仲景、《肘后》不用生姜、枳实、半夏）

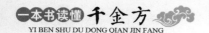
茯苓汤

治胸中气塞短气。

【组　　方】　茯苓三两，甘草一两，杏仁五十枚。

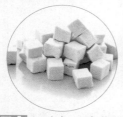 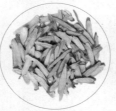 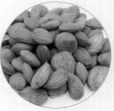

【用法用量】　以上三味药研细末，用水一斗三升煎取六升，去渣，为六服，一日三次，若未愈再煮制进服。

蜀椒散

治胸痹达背。

【组　　方】　蜀椒、山茱萸各一两，桂心、桔梗各三两，乌头半两，淡豆豉六两。

【用法用量】　以上六味药捣碎成散末，饭后酒服方寸匕，一日三次。

头面风第八

　　脑风患者，症状表现为风邪沿风府穴侵入脑中，头重，颈项僵直，流泪，打哈欠，视物不明，昏昏欲睡，眉眼疼痛，烦闷目昏，憎风，耳鸣，吐逆，眩倒而不能自禁等病证，都是由于风邪乘虚侵入五脏六腑而导致的癫狂。可用川芎酒方来治疗。

川芎酒

【组　　方】　川芎、辛夷、天雄、人参、天冬、柏子仁、磁石、石膏、茵芋、山茱萸、白头翁、桂心、秦艽各三两，松萝、羚羊角、细辛、山药、石菖蒲、甘草各二两，云母（烧红，研为粉）一两，防风四两。

【用法用量】　以上二十一味药研细末，用酒二斗浸泡七日，初服二合，逐渐增加至五合，一日三次。有女人少时患风眩发则倒地，为妇积年无儿，服此酒并将紫石英门冬丸服之，风眩痊愈，并且怀孕生子。

防风汤

治风眩呕逆，水浆不下，食辄呕，起即眩倒，发有时，手足厥冷。

【组　　方】　防风、防己、附子、干姜、甘草各一两，蜀椒、桂心各二两。

【用法用量】　以上七味药研细末，用水四升煎取二升，分三次服，一日三次。

小三五七散

治头风目眩耳聋。

【组　　方】　天雄三两，山茱萸五两，山药十两。

【用法用量】　以上三味药捣碎成散末，以清酒服五分匕，一日两次，如果效果不好稍增，以见效为准。

沐头汤

治脉极虚寒，须发落堕，令发润泽。

桑根白皮切三升，用水五升淹浸泡，煮五六沸，去渣，沐发。

松脂膏

治白秃及瘑疽百疮。

【组　　方】　松脂六两，矾石、杜衡、雄黄、珍珠、水银、苦参、大黄、木兰、石南、秦艽、附子各一两。

【用法用量】　以上十二味药研细末，用苦酒浸泡一晚，猪膏一斤半煎之，以附子色黄去渣，矾石、雄黄、水银更着火三沸，敷患处，一日三次。

小肠腑脉论第一

　　小肠腑，位于腹中，上端接幽门与胃相通，下端通过阑门与大肠相连。小肠与心相合，受心主管，舌是它的外在征象。它是食物消化吸收的主要场所，属于受盛之腑，因此也被称为监仓吏。小肠的后部附于脊骨，盘曲于腹腔内，从左向右环绕，层层折叠接回肠，与回肠相接部分的外侧附着于脐的上方，再回运环绕十六曲，全长约三到五米，张开有半个篮球大，通常可盛水谷二斗四升，其中一斗两升是食物，一斗两升为水。

　　小肠的经脉叫"手太阳经"，起于小指外侧的尖端，沿着手外侧的后缘循行而向上，到达腕部，过腕后小指侧高骨，直向上沿前臂后骨的下缘，出于肘后内侧两筋的中间，再向上沿上臂外侧后缘，出肩后骨缝，绕行肩胛，再前行而相交于肩上，继而进入缺盆，深入体内而联络于与本经相表里的脏腑——心脏，沿咽喉下行，穿过膈膜至胃，再向下联属于本腑小肠。它的支脉，从缺盆沿颈上颊，至眼外角，转入耳内。它的另一条支脉，从颊部别行而出，走入眼眶下方，并从眼眶下方到达鼻部，然后再至内眼角，最后再从内眼角向外斜行并络于颧骨，而与足太阳膀胱经相接。

　　由于外邪侵犯本经所发生的病变，为咽喉疼痛、颔部肿、头项难以转侧回顾、肩痛如被扯拔、臂痛如被折断。本经主治所发生的病变，则出现耳聋，眼睛发黄，颊肿，颈、颔、肩、臑、肘、臂后侧疼痛等症状。治疗上面这些病症时，属于经气亢盛的就要用泻法，属虚的就用补法；属热的就用速刺法，属寒的就用留针法；脉虚陷的就用灸法，不实不虚的从本经取治。属于本经经气亢盛的，其人迎脉的脉象要比寸口脉的脉象大两倍；气虚，人迎脉反小于寸口脉。

　　一般唇厚，人中长，就可以推断此人小肠功能较强。当小腹牵引睾丸和腰脊疼痛时，则会上冲心脏，而病邪在小肠，连睾系，属于脊，贯肝肺，连结于心系。

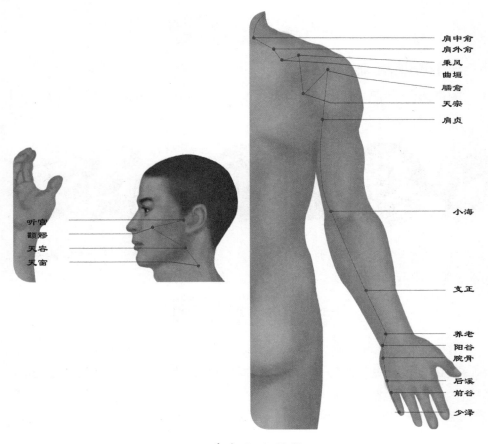

肩中俞
肩外俞
秉风
曲垣
臑俞
天宗
肩贞

小海

支正

养老
阳谷
腕骨
后溪
前谷
少泽

听宫
颧髎
天容
天窗

手太阳小肠经

气盛容易引起厥逆，上冲肠胃，牵动肝肺，到肓散开，又在脐聚结。所以通过刺太阴经上的穴位来帮助小肠康复，通过灸刺厥阴经上的穴位来使小肠中的病邪下泻出去，通过按小肠经脉所经过的部位来调节它，通过取巨虚、下廉即下巨虚来消除其病邪。

小肠虚实第二

小肠实热

手太阳经发生病变，则左手寸口人迎以前部位的脉象为阳实。患者身体会有阵阵发热的病苦，心中烦满，汗不出，身体沉重，口中生疮，也就是人们常说的小肠实热症。

大黄丸

治小肠热结，胀满不通。

【组　　方】　大黄、朴硝、葶苈子、大戟、芍药各二两，巴豆七枚，杏仁五十枚。

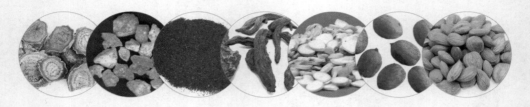

【用法用量】　将所列药物研成细末状，加蜜调和制成如梧桐子般大的药丸。以汤水送服，成年人每次七丸，小孩每次二三丸，日服两次。

柴胡泽泻汤

治小肠热胀口疮。

【组　　方】　柴胡、泽泻、橘皮（一作桔梗）、黄芩、枳实、旋覆花、升麻、芒硝各二两，生地黄（切）一升。

【用法用量】　以上九味药研细末，用水一斗煎取三升，去渣，放入芒硝，分二服。

小肠虚寒

　　手太阳经发生病变，则左手寸口、人迎以前部位的脉象为浮取无力。患者受颅际偏头痛的折磨，伴有耳颊痛，痛下赤白，肠滑等症状。也就是人们常说的小肠虚寒症。可用滋补的处方医治。

【组　　方】　干姜三两，当归、黄柏、地榆各四两，黄连、阿胶各二两，石榴皮三枚。

【用法用量】　以上六味药研细末，用水七升煎取二升五合，去渣，下阿胶煮取胶化尽，分三次服。

舌论第三

舌是心和小肠的外候。舌，可辨别滋味、帮助咀嚼，是人和动物发音的器官，具有非常重要的作用。食物有性味，人所吃食物，会通过舌象反映出来。比如多吃苦味，就会造成舌皮枯槁而体毛焦枯；多吃辛辣，则舌筋急而指甲枯干；多吃酸味，则舌肉肥而唇之皮膜开裂并外翻；多吃甜味，则舌根痛而头发脱落。五味与五脏之气相合：心喜苦味，肺喜辛味，肝喜酸味，脾喜甘味，肾喜咸味，此五味正合五脏之气。如果心脏热，舌就会生疮，引唇外翻显示红色。如果小肠腑寒，就会舌根收缩，牙关紧闭，口唇发青，寒宜用补法，热宜用泻法，不寒不热根据脏腑关系来调理。

风眩第四

风眩是因风邪、风痰所致的眩晕。多由血气亏损，风邪上乘所致，又称风头眩。

奔豚汤

治气奔急欲绝。

【组　　方】　吴茱萸一升，石膏、人参、半夏、川芎各三分，桂心、芍药、生姜各四分，生葛根、茯苓各六分，吴茱萸一升，当归四两，李根皮一斤。

【用法用量】　以上十三味药研细末，用水七升，清酒八升，煎取三升，分三次服。

天雄散

治头目眩晕屋转旋倒方。

【组　　方】　天雄、防风、川芎、人参、独活、桂心、葛根各三分，莽草四分，白术、远志、山药、茯神、山茱萸各六分。

【用法用量】　以上十三味药捣碎成散末，饭前以菊花酒服方寸匕，一日三次，逐渐增加至三匕，以见效为准。

脾脏脉论第一

脾主意，它是意归藏的地方。脾重两斤三两，长五寸，宽三寸，脾四周脂状膜半斤，主统摄血液，温暖五脏。脾在液表现为涎，在气表现为噫。脾气实就会让人感到腹胀，大小便不利，脾气虚就会导致五脏不安稳，四肢不举，脾气盛就会梦见欢歌笑语，身体沉重手足不能举动，脾气虚容易梦见吃不饱；在属土的时节就会梦见搭建房屋；逆乱之气入侵脾脏，人就会梦见风雨大作。

脾的经脉叫"足太阴经"，起始于足大趾的末端，沿大趾内侧红色肉和白色肉的分界处，通过足大趾本节后方的核骨，上行至足内踝的前面，再上行入小腿肚内侧，沿胫骨后方，穿过足厥阴经，复出足厥阴之前，此后再上行经过膝部、大腿内侧的前缘，进入腹内，属脾络胃，再上穿过横膈膜，挟行咽喉，连舌根，散于舌下。它的支脉，在胃腑处分出，上行穿过膈膜，注入心中，而与手少阴心经相接。

由于外邪侵犯本经而发生的病变，为舌根运动不柔和、食后就呕吐、胃脘部疼痛、腹胀、经常嗳气，排出大便或矢气后，就觉得轻松如病减轻一样，但全身仍感觉沉重。足太阴脾经上的腧穴主治脾脏所发生的疾病，这些疾病会出现舌根疼痛、身体不能动摇、饮食不下、心烦、心下掣引作痛、大便稀薄或下痢，或小便不通，黄疸、不能安卧，勉强站立时，就会出现股膝内侧经脉所过之处肿胀而厥冷的病象。此外，还有足大趾不能活动等症状。这些病症，属实的就用泻法，属虚的就用补法；属热的就用速刺法，属寒的就用留针法；脉虚陷的就用灸法，既不属于经气亢盛也不属于经气虚弱，而仅仅只是经气运行失调的，就要用本经所属的腧穴来调治。本经气盛，寸口脉比人迎脉大三倍；而属于本经经气虚弱的，其寸口脉的脉象反而会比人迎的脉象小。

病先从脾土开始的，腰酸背痛，身体壅塞不通，病邪第一天到达胃部，就会

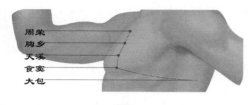

引起腹胀腹痛；第二天就会迁延到肾脏，导致小腹疼，腰脊痛；第三天病邪到达膀胱，引起背脊筋痛，小便不通；第十天过后还未康复，人必定会死亡。

脾虚实第二

脾虚冷

脾虚冷的表现是右手关上脉象阴虚，即足太阴经阴虚，泻痢，气逆腹胀，肠中鸣叫，呕吐，心烦无法入睡。

温脾丸

治久病虚弱，脾气不足，消化不良，连连嗳气。

【组　方】大黄、黄柏、黄连、大麦蘖、吴茱萸、神曲、桂心、细辛、附子、当归、干姜各一两。

【用法用量】将以上十一味草药研末，用蜜制成如梧桐子大小的药丸，空腹用酒送服，一日三次，每次服十五丸。

大黄泻热汤

治身体沉重，脾脉厥逆，大腹中热，心烦，腹部发胀，饮食不下，彻痛，舌强直，脾急痛。

【组　方】大黄、甘草各三两，茯苓、泽泻、黄芩、芒硝、橘皮、细辛各二两。

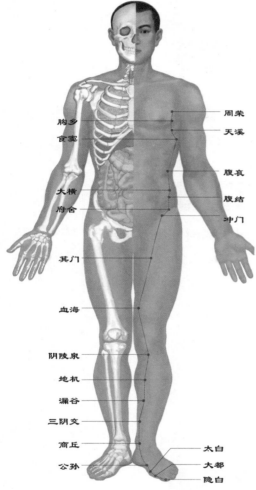

足太阴脾经

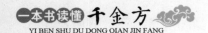

【用法用量】 将以上六味药切细，加水七升煎取三升三合，去渣后，将事先浸泡了一夜的大黄置入，再煎两沸，去渣后下芒硝，分三次服用。

脾胃俱虚

脾胃俱虚的表现是右手关上脉象浮取沉取均无力，即足太阴经、足阳明经俱虚，呼吸困难，四肢冰凉，脾胃空虚，气少，泻痢。

白术散

治脾胃俱虚冷方。

【组　方】 白术、厚朴、人参、吴茱萸、茯苓、麦蘗、神曲、川芎各三两。

【用法用量】 以上八味药捣碎成散末，酒服方寸匕，饭后服，一日三次。一方加大腹皮、橘皮。

平胃丸

凡身重不得食，食无味，心下虚满，时时欲下，喜卧者，皆针胃脘、太仓宜，服建中汤及此方。

【组　方】 杏仁五十枚，丹参三两，苦参、元参、葶苈子各二两，川芎、桂心各一两。

【用法用量】 以上七味药研为细末，加蜜制成梧桐子大的药丸，酒服五丸，一日三次，以见效为准。

脾实热

足太阴经阴实，即右手关上脉象重按有力，腹胀、腹满，足亮小腿热，烦躁无法入睡，这是脾实热的症状。

泻热汤

治舌本强直，或梦歌乐而体重不能行方。

【组　方】 前胡、茯苓、龙胆、细辛、芒硝各三两，杏仁四两，元参、大青各二两，苦竹叶（切）一升。

【用法用量】 以上九味药研细末，用水九升煎取三升，分三次服，饭后服。

射干煎方

治同前。

【组　方】　射干八两，大青三两，石膏十两（一作一升），赤蜜一升。

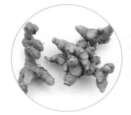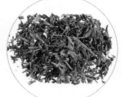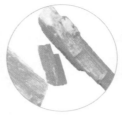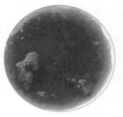

【用法用量】　以上四味药研细末，用水五升煎取一升五合，去渣，下蜜煎取两升，分三次服。

治脾横方。

赤小豆末和鸡蛋白敷之。

灸法

四肢寒热，腰痛不得俯仰，身黄、腹满、食呕，舌根强直，灸第十一椎及左右各一寸五分，三处各七壮。

脾劳第三

阴阳四季的循环与转换，是万物的根本。心、肝为阳，脾、肺、肾为阴，违背根本则必定疾病缠身。如果患脾劳病的，则应该补益肺气，肺气旺盛才能充盈脾气，所以一定要遵循春夏养阳，秋冬养阴的养生之根本。

半夏汤

治脾劳实，腹胀，五脏反张，四肢不用，气急不安方。

【组　方】　半夏、宿姜各八两，杏仁、茯苓、白术各三两，橘皮、芍药各四两，大枣二十枚，竹叶（切）一升。

【用法用量】　将方中的九味药，研成细末，加一斗水煮汁三升，分四次服用。

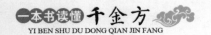
消食膏酒

治脾虚寒劳损，气胀，嗳气，食欲不振方。

【组　　方】　白术、吴茱萸各一升，姜汁五升，猪油三升。

【用法用量】　将以上一升白术和一升吴茱萸捣碎，研末制成散剂，放入姜汁和猪油中煎取六升，用一升温清酒送服一方寸匕，每日两次。

肉极第四

　　患上肉极病（六极之一，由脾伤引起），主脾生病。脾与肉相应，肉与脾相合，如果脾生病，那么肉就会变色。阴经遇病就生为肌痹肌肉麻木，而疼痛肌痹还没痊愈，再次感受到病邪，病邪在体内侵入脾脏之中，于是身体发痒，好像有老鼠在爬一样，津液脱，皮肤腠理开张，汗大泄，鼻端颜色泛黄，这些都是肉极病的症状。大凡风邪毒气藏在皮肤内，肌肉颜色就会变坏，在夏季的戊己日被风邪中伤就生为脾风。脾风的症状是多汗，由于阴经被扰动而被寒邪中伤，有寒邪就会导致气虚，气虚就会身体沉重，疲倦，下坠，四肢不想举动，食欲不佳，一吃饭就咳嗽，咳嗽引起右胁下疼痛，隐隐牵引肩背作痛，不能够转侧运动，这叫作疠风，是由于里虚外实所导致的。如果阳经被扰动而伤热，有热邪会导致气实。气实就会身体发痒，如有老鼠爬行一样，症状为口唇溃败，肤色改变，身体津液虚脱，腠理张开，汗大泄，这叫作恶风。这时就应该依照一定的法则，来判断病的始终、脉的阴阳动静和肉的虚实，是实的就泄实，是虚的就补虚。想治疗这种病的话，在风邪刚刚进入皮毛、肌肤、筋脉中的时候，就应该赶紧治疗。如果风邪进入五脏六腑，人就已经半死了。

　　扁鹊说：肉绝而不治，五天就会死去，怎样才能知晓这种情况呢？患者皮肤不开通，气不能外泄，凡是肉都与足太阴经相对应，太阴经气绝就会导致血脉不使肌肉接受营养，嘴唇外翻的人，气已尽，肉也已经先死，纵使是良医神药也不能挽救了。

解风痹汤

治脾风（肉极热，肌痹，身体发痒，如有鼠爬，腠理开通，汗液大泄）。

【组　　方】　麻黄、白朱、防己、枳实、细辛各三两，防风、生姜、附子各四两，桂心、甘草各二两，石膏八两。

【用法用量】 将以上前十味药研成细末，加九升水煎煮，去掉泡沫，然后加入石膏，煮取药汁三升，一日两次，分三次服用。

◀ 西州续命汤 ▶

治肉极虚热，肌痹，如老鼠爬身，津液开泄，四肢急痛或麻痹不仁方。

【组　方】 麻黄、生姜各三两，川芎、芍药、黄芩、桂心、甘草、防风各一两，石膏、当归各二两，杏仁四十枚。

【用法用量】 将方中的十一味药，研成细末，加九升水先煮麻黄，除去泡沫，然后下入其他药煎取三升，去渣。一日两次，分四次服用。

◀ 越婢汤 ▶

治患者肉极发热，腠理开张，身体津液脱，厉风气，汗大泄，脚软方。

【组　方】 麻黄六两，甘草二两，白术四两，大附子一枚，大枣十五枚，生姜三两，石膏半升。

【用法用量】 将方中的七味药，研成细末，加七升水先煮麻黄，两沸后去泡沫。然后加入其他药煮汁三升，分三次服用，服后盖被发汗。

肉虚实第五

　　肉虚患者通常坐卧不安，好动。肉实患者则坐卧安静，稍动喘气。肉的虚实直接反映在脾上，如果腑脏因肉生病，为热病就会反映在脾脏上，为寒病就会反映在胃腑上。

◀ 五加酒 ▶

治肉虚，坐卧不安，好动，主脾病，因寒气所伤方。

【组　方】 五加皮、桑白皮各二升，杜仲、石膏各一斤，生地黄、丹参各八两，干姜四两，附子三两。

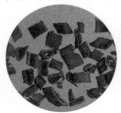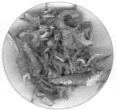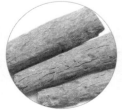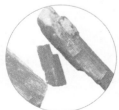

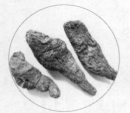 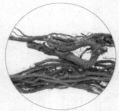 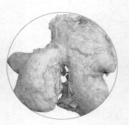 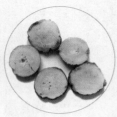

【用法用量】 将方中的八味药，研成细末，取二斗清酒浸泡三个晚上。每天服两次，一次服七合。

半夏汤

治肉实坐安席，不能动作喘气，主脾病热气所加关格除喘方。

【组　　方】 半夏、宿姜各八两，杏仁五两，细辛、橘皮各四两，麻黄一两，石膏七两，射干二两。

【用法用量】 将方中的八味药研细末，用水九升煎取三升，分三次服用，须利下加芒硝三两。

秘涩第六

有些人曾患过流行病，但治愈后又患上了便秘，导致死亡。这种大便不通的病看似无关紧要，因不及时治疗往往就错过了最佳的治疗时间，直至最后无药可治，着实令人扼腕叹息。凡是大便不通，则采用疏通方法，如用些润滑物，或凉水来疏通，如果患者面色发黄，则表明为大便困难。跌阳脉浮而涩，脉浮是胃气强，涩为小便多，浮涩两种脉气相搏，使大便更加干燥，即为脾约病。脾约病患者，大便干燥，小便通利而不渴。

大五柔丸

治脏气不调，大便困难。

【组　　方】 大黄、芍药、枳实、肉苁蓉、葶苈子、甘草、黄芩、牛膝各二两，桃仁一百枚，杏仁四十枚。

【用法用量】 将方中的十味药，研成细末，以蜜调和制成梧桐子大小的药丸。每次服三丸，每日三次，药量逐渐增加至二十丸，酒送服。

麻子仁丸

治秘涩。

【组　　方】　麻子仁两升，杏仁一升，大黄一斤，芍药、枳实各八两，厚朴一尺。

【用法用量】　将方中的六味药，研磨成粉状，用蜜调制成如梧桐子大小的药丸。每次五丸，一日三次，以后逐渐增加至十丸。

三黄汤

治下焦热结，大便不通。

【组　　方】　大黄、栀子、甘草、黄芩各等份。

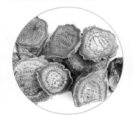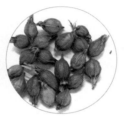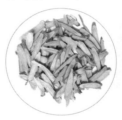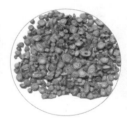

【用法用量】　将方中的四味药，研成细末，加水五升煮汁一升八合，分三次服。如果大便秘结十分严重，可加芒硝二两。

芒硝丸

治胀满不通。

【组　　方】　芒硝、芍药各一两半，黄芩一两六铢，杏仁、大黄各二两。

【用法用量】　将方中的五味药，研成细末，以蜜调和制成梧桐子大小的药丸。每次饮服十五丸，药量逐渐增加至二十丸，取通利为度，每日三次。

练中丸

治宿食不消，大便困难方。

【组　　方】　大黄八两，葶苈子、杏仁、芒硝各四两。

【用法用量】　将方中的四味药，研成细末，以蜜调和制成如梧桐子大小的药丸，每次饭后服七丸，每日两次，药量可稍微增加。《肘后方》中此方名承气丸。

大豆方

治大便不通。

【组　方】　商陆、牛膝各三斤，大戟一斤，大豆五升。

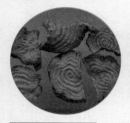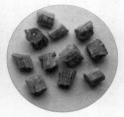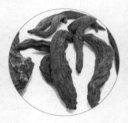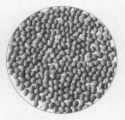

【用法用量】　将方中的四味药捣碎，用五升水，煎取两升。再把五升大豆方在汤汁中煎，直到汤汁熬干，大豆变得干燥。刚开始时每次服三枚，以大便通畅为度。

胃腑脉论第一

　　胃受制于脾，口唇是其外在表现。胃受纳水谷，被称为"仓廪之官"。肌肉隆起部细小的，胃就薄。肌肉隆起部小而细的，胃不坚实。肌肉隆起部坚大的，胃就厚。肌肉隆起部与身体不相称的，是胃的位置低。胃的位置低的，胃脘收束。肌肉隆起部不坚实的，是胃平缓。肌肉隆起有像小果核那样突起的，是胃急。肌肉隆起部有很多像小果核一样相连的，是胃结。胃结的人，是胃上脘收敛而不通利。

　　胃迂回盘屈，一般一次可以接纳水谷三斗五升。平常人不饮不食，七天就会死去。这是什么道理呢？因为，人一天一般要上两次厕所，每次排泄两升半，一天中就要排泄五升。七天，五七就是三斗五升，而留在肠胃中的三斗五升水谷就排泄完了，水谷精气与津液也就消耗完了，所以，人不吃东西七天便会死去。

　　如果胃被五谷充满，就会出现脸颊涨红，胸部突张，颈部肿胀，而且从上焦泄出了五谷的精微之气，同时，会从下焦向下泄到小肠，这样，肠胃所接受的水谷之气就被泄尽了。一般人不会出现上面所说的情况。胃一旦充实，肠就会空虚；而肠充实的时候，胃就会空虚。因为只有胃与肠交替空虚与充实，气才能够上下运行，血脉才能得以通顺，五脏才能和谐。所以，五脏之气不足时，可以通过补胃气来调和。

　　胃的经脉叫"足阳明经"，起于鼻旁，由此上行，左右相交于鼻梁上端凹陷处，缠束旁侧的足太阳经脉，至目下睛明穴，由此下行，沿鼻外侧，入上齿龈，复出环绕口唇，相交于任脉的承浆穴，再沿腮部后方的下缘，出大迎穴，沿耳下颊上行至耳前，过足少阳经的客主人穴，沿发际至额颅部。它有一条支脉，从大迎穴的前方，向下走，行至颈部的人迎穴处，再沿喉咙进入缺盆，向下贯穿横膈膜而联属于本经所属的脏腑 —— 胃腑，并联络于与本经相表里的脏腑 —— 脾脏；其直行的经脉，从缺盆下走乳内侧，再向下挟脐，入毛际两旁的气冲部。另有一条支脉，起始于胃的下口处（即幽门，大约相当于下脘穴所在的部位），再沿着腹部的内侧下行，到达气街的部位，而与前面所讲的那条直行的经脉相会合，再由此下行，沿着大腿外侧的前缘到达髀关穴处，而后直达伏兔穴，再下行至膝盖，并沿小腿胫部外侧的前缘，下行至足背部，最后进入足次趾的外侧间（即足中趾的内侧部）。再有一条支脉，自膝下三寸处别出，向下行入足中趾外侧。又有一条支脉，从足背面（冲阳穴）别行而出，向外斜走至足厥阴肝经的外侧，进入足大趾，并直行到大趾的末端，而与足太阴脾经相接。

由于外邪侵犯本经而发生的病变，为发寒战抖、爱呻吟、频频打哈欠、额部暗黑。病发时会有厌恶见人和火光、听到击木的声音就会惊怕、心跳不安、喜欢关闭门窗独居室内等症状，甚至会登高唱歌，脱掉衣服乱跑，且有肠鸣腹胀，这叫"骭厥"。足阳明胃经上的腧穴主治血所发生的疾病，如高热神昏的疟疾，温热之邪淫胜所致的出大汗、鼻塞或鼻出血、口角歪斜、口唇生疮、颈部肿大、喉部闭塞，腹部因水停而肿胀，膝部肿痛，足阳明胃经沿着胸膺、乳部、气街、大腿前缘、伏兔、胫部外缘、足背等处循行的部位都发生疼痛，足中趾不能屈伸等。本经气盛，胸腹部发热，胃热盛则容易饥饿，小便色黄。本经经气不足时，就会出现胸腹部发冷而战栗；若胃中阳虚有寒，以致运化无力，水谷停滞中焦，就会出现胀满的病象。这些病症，属实的就用泻法，属虚的就用补法；属热的就用速刺法，属寒的就用留针法；脉虚陷的就用灸法，不实不虚的从本经取治。属于本经经气亢盛的，其人迎脉的脉象要比寸口脉的脉象大三倍；气虚，人迎脉反小于寸口脉。

右手关上脉象浮而芤时，脉象浮就是有阳邪，脉象芤就是有阴邪，阳邪与阴邪相抗争，就会使胃气生热，而将胃的阳气推向极致。趺阳脉浮大的，这是胃虚烦，每天排泄至少两次。就算轻微的运动也会引起头疼脑热，这是胃气过旺。但是如果人没有了胃脉，就会出现吞酸、头痛、胃冷等症状。此时可针刺足太阴脾经上的位于足大趾后一寸的公孙穴，右手关上脉象阳实的人，是胃实证，肠中急促，不思食物，消化不良，此时可针刺足阳明胃经上的位于足上动脉处的冲阳穴。腹胀满，胃腑疼痛，胃气上逆引起两胁膈咽不通，饮食不下，可针刺后溪穴。

胃虚实第二

胃虚冷

足阳明胃经阳虚会出现右手关上脉象阳虚的征象。患者会出现腿脚发冷，失眠，目痛，腹痛，耳鸣，忽冷忽热，唇口发干，面目浮肿的胃虚冷症。

人参散片

治补胃中虚寒，全身骨节痛，身体消瘦枯黄。

【组　　方】 远志一两，人参、细辛、甘草各六两，干姜二两，吴茱萸二分，蜀椒三分，麦冬、桂心、当归各七分。

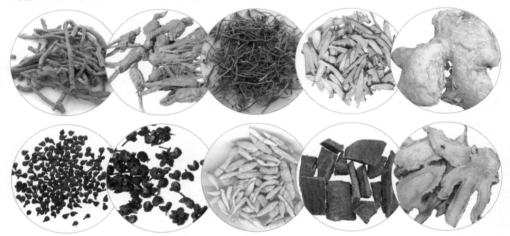

【用法用量】 将以上十味草药筛后制成散药，饭后，用温酒送服下方寸匕。

胃实热

足阳明胃经阳实会出现右手关上脉象浮取搏动有力的征象。患者会出现头痛发热，唇口发干而常呕秽，不出汗，如温疟证候的胃实热证。胃中热病，可灸足三里三十壮，穴在膝下三寸。

泻胃热汤方

【组　　方】 栀子、射干、升麻、茯苓各二两，芍药四两，白术五两，赤蜜、生地黄汁各一升。

【用法用量】 以上八味药研细末，用水七升，煎取一升半，去渣，下地黄汁，

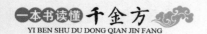

煮两沸，次下蜜，煎取三升，分三次服，老人、小孩酌情加减。

喉咙论第三

　　喉咙（重十二两，长一尺二寸，宽二寸。与十二时辰相应有十二层）是脾胃的外在症候。是通利水谷的道路，神与气从这里上通头顶，下达全身。如果五脏热，喉咙就会红肿，使气堵塞不通。如果六腑有寒邪，喉咙常常觉得如有物梗阻其中，引起发堵、发痒、流涎吐痰。如果是热证就用发散的方法治疗，如果是寒证就用温通的方法治疗，如果是不热不寒，就根据五脏关系进行调理。

反胃第四

　　寸口部脉象紧、尺部脉象涩，患者就会胸中胀满，不能吃而呕吐，呕吐停止后，又会下泻，所以不能饮食。如果呕吐不停的，这就是反胃，而尺部脉象微而涩。

　　跌阳脉浮而涩的，脉象浮就是虚证，脉象涩就是伤了脾，脾受伤就不会运转而消化饮食，会导致早晨吃了东西而晚上吐出，或晚上吃了东西早晨吐出，胃里留积的食物不消化，名叫反胃。如果跌阳脉紧而涩，这种病就会很难治。

反胃大验方

【组　　方】　生姜、前胡各四两，阿胶一两，大麻仁五合，橘皮三两，吴茱萸四合，桂心三寸，甘草五寸，大枣十枚。

【用法用量】　将方中的九味药，研成细末，用三升水、两升酒煎取一升七合，分两次服用。

大半夏汤

治反胃，吃后就呕吐。

【组　　方】　半夏三升，白术、白蜜各一升，人参二两，生姜三两。

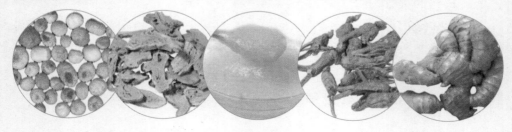

【用法用量】 将方中的五味药，捣碎，用五升水和蜜一起扬二三百下，煎取一升半，分三次服下。

治中散

治饭后吐酸水方。

【组　　方】 干姜、山茱萸各二两。

【用法用量】 将方中的两味药，研末过筛制成散药，用酒送服，每次服方寸匕，每日两次。胃冷服用此方，治疗效果非常好。

灸法

治反胃。

灸两乳下各一寸处，以病痊愈为度。

又灸脐上一寸处，灸二十壮。

再灸内踝下三指稍斜向前有穴三壮（《外台秘要》中说：三指作一指）。

呕吐哕逆第五

关上脉数，患者会呕吐。呕吐患者，一般饭后就立即呕吐，患者的阴脉数而阳脉紧，脉的形状好像刚起床时的样子。寸口部脉象芤而紧，脉象芤是虚证，脉象紧就是寒证，虚与寒搏击，脉象就会变得阴结而迟，患者就会噫气。趺阳脉微而涩，脉微就会引起下痢，脉涩就会引起呕吐。不思饮食；趺阳脉浮，胃气虚弱，忧气在下，寒气在上，二气相搏，只出不入，患者就会呕吐，且不思饮食，胃中宽敞后一般就会自己恢复。

如果呕吐而且脉弱，身体有微热，小便通利，气逆，这种情况一般很难治疗。

如果服用汤药时因为打嗝汤药无法入腹的，可将甘草三两加水三升，煎取二升，一次服用完毕就会呕吐了，只是服药后不吐则更好，等症状缓和后，再服用其他的汤药，就不再会呕吐，这样汤药也能顺利地流通到全身。生姜是治疗呕吐的良药，呕吐的人可多吃。

半夏汤

治逆气，心中烦闷，气满呕吐。

【组　　方】 半夏一升，生姜一斤，茯苓、桂心各五两。

【用法用量】 将方中的四味药，捣碎，用八升水，煎取二升半，分三次服下。如果少气加甘草二两。

桂心汤

治呕吐，气逆，腹热，四肢冷痛麻木，三焦不调。

【组　　方】 桂心、前胡、川芎、甘草、当归、人参、橘皮、石膏各二两，芍药三两，半夏四两，生姜五两，大枣三十枚。

【用法用量】 将以上十二味药研成细末，加水一斗三升煎取三升，分三次服用。

小麦汤

治呕吐不止。

【组　　方】 厚朴、人参各四两，茯苓三两，甘草一两，青竹茹二两半，生姜汁三合，小麦一升。

【用法用量】 将上药研成细末，加水八升煎取三升，除去药渣，分三次服用。

猪苓散

治呕而膈上寒。

【组　　方】 猪苓、茯苓、白术各三两。

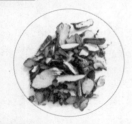 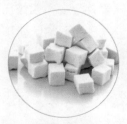 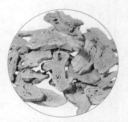

【用法用量】 将方中的三味药，碾碎研末过筛制成散药，每次饮服方寸匕，每日三次。感觉渴的患者多饮水。

橘皮汤

治干呕哕，手足厥冷。

【组　　方】 橘皮四两，生姜半斤。

【用法用量】 将方中的两味药，捣碎，用七升水，煎取三升，分三次服下，如果呕吐或效果不显著，再服一剂。

半夏干姜散

治于呕吐逆，吐涎沫。

【组　方】 半夏、干姜等份。

【用法用量】 将方中的两味药，制成散，取方寸匕，用一升半浆水煮取，七合，温服，一次服下，每日三次。

大黄甘草汤

治食即吐。

【组　方】 大黄四两，甘草二两。

【用法用量】 将方中的两味药，捣碎，用三升水，煎取一升半，分两次服下。

灸法

治干呕如果效果不显著，吃什么都吐：灸间使三十壮。

治哕：灸承浆七壮，炷如麦大小。再灸脐下四指七壮。

治吐逆呕不得食：灸心俞百壮。

治吐呕逆不得下食，今日食明日吐者：灸膈俞百壮。

治吐逆不得食：灸巨阙五十壮。

治吐逆食不止：灸胃脘百壮。

噎塞第六

《古今录验》中记载：五噎，即气噎、忧噎、劳噎、食噎、思噎。气噎，指上下不通，嗳气，心悸，胸胁苦痛；忧噎，指阴天时就厥逆，心下悸动，手足逆冷；劳噎，是指气膈，胁下支撑胀满，胸中堵塞，手足逆冷；食噎，是指吃食物引起胸中堵塞闷痛，气喘；思噎，是指心中悸动，健忘，视力下降。这些都是由于忧虑与恼怒，导致寒气向上侵入胸胁所致。

五噎丸一

治胸中久寒，呕逆逆气，饮食不下方。

【组　　方】　干姜、川椒、山茱萸、桂心、人参各五分，细辛、白术、茯苓、附子各四分，橘皮六分。

【用法用量】　以上十味药研为细末，加蜜制成梧桐子大的药丸，酒服三丸，一日三次。如果效果不显著，可逐渐增至十丸。

竹皮汤

治噎声不出方。

【组　　方】　竹皮（一用竹叶）、细辛各二两，甘草、生姜、通草、人参、茯苓、桂心、麻黄、五味子各一两。

【用法用量】　以上十味药，研细，用水一斗，煮竹皮减二升，去竹皮下药，煎取三升，分三次服。

干姜汤

治饮食辄噎方。

【组　　方】　干姜、石膏各四两，人参、桂心、天花粉（《集验》作桔梗）各二两，甘草一两，半夏、小麦各一升，吴茱萸二升，赤小豆三十粒。

【用法用量】　以上十味药研细末，用酒五升，水一斗，煮枣二十枚，去渣合煮，煎取三升，分三次服。

通气汤

治胸满气噎方。

【组　　方】　半夏八两，生姜六两，桂心三两，大枣三十枚。

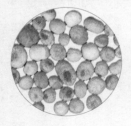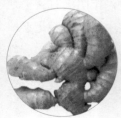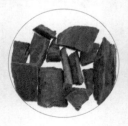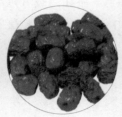

【用法用量】 以上四味药研细末，用水八升，煎取三升，分五服，白天三次，晚上两次。

胀满第七

患有腹胀的患者，喜按的，是虚证，拒按的，是实证。腹中胀满不能减轻，即使腹中胀满减轻也不舒服，这应当取下法。舌黄没有下痢的，下痢后黄色就会自然消除。腹胀当时减弱后，又会如原来一样胀，这是寒，应当用温药。腹胀，口中苦而且发干，是腹间有水，这是饮；跌阳脉象微而弦，应当是腹中胀满，如果不胀满的，必定下部闭塞，大便艰难，两胁下疼痛，这是虚寒；气从下向上，应当用温药服下就会痊愈。腹中胀满转为疼痛，而移向小腹，这是要下痢。一说，腹中疼痛，如转为气向下趋向小腹，这样就会下痢。或说，腹中疼痛，如果转为气向下趋奔小腹，是将会自痢。

温胃汤

治胃气不平，时时胀咳，不能饮食。

【组　方】 附子、当归、厚朴、人参、橘皮、芍药、甘草各一两，干姜五分，蜀椒三合。

【用法用量】 将方中诸药分别研成细末，用九升水煎取三升，分成三服用。

大半夏汤

治胃中虚冷，腹部胀满塞，下气。

【组　方】 甘草、附子、当归、人参、厚朴、茯苓、枳实各二两，半夏一升，大枣二十枚，桂心五两，生姜八两，蜀椒二百粒。

【用法用量】 将以上十二味药分别研成细末，用一斗水煎取三升，分成三服用。

附子粳米汤

治腹中寒气胀满，肠鸣切痛，胸胁逆满呕吐。

【组　方】 附子一枚，半夏、粳米各半升，甘草一两，大枣十枚。

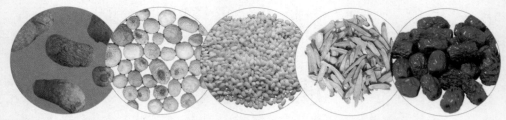

【用法用量】 将方中的五味药，捣碎，用八升水煮，米熟后去渣，每次服一升，每日三次。

厚朴三物汤

治腹部胀满发热数十日，脉浮而数，饮食如故。

【组　　方】 厚朴半斤，大黄四两，陈枳实（大的）五枚。

【用法用量】 将方中的三味药，捣碎，用一斗两升水，煎取五升，然后放入大黄。煎取三升，去渣，每次服一升。

吴茱萸汤

治久寒胸胁逆满，吃不下东西。

【组　　方】 吴茱萸、半夏、小麦各一升，甘草、人参、桂心各二两，生姜八两，大枣二十枚。

【用法用量】 将方中的八味药，捣碎，用五升酒和三升水合煮，煎取三升，分三次服下。

灸法

治脊腹胀满：灸膈俞百壮，重复三次。

治胸满心腹积聚痞痛：灸肝俞百壮，重复三次。

治胀满水肿：灸脾俞有多少岁就灸多少壮，重复三次。

治腹中气胀引脊痛，食饮多，身羸瘦，名叫食晦：先取脾俞，后取季胁。

治脏腑积聚胀满，羸瘦不能饮食：灸三焦俞，多少岁灸多少壮。

治腹中胀满雷鸣：灸大肠俞百壮，重复三次。

治腹中胀满气聚寒冷：灸胃脘百壮，重复三次。穴在鸠尾下三寸。

肺脏脉论第一

肺的经脉是手太阴经，与手阳明经互为表里，在五行中属金。肺是五脏的顶棚，相当于上将军，肺主管魄，魄是藏在肺里所有物体的精华，与精一起出入。鼻是肺功能的外在体现，肺之气通于鼻，通过鼻子就能体会到香臭的气味。肺脏的脉象为浮脉，肺气在夏季开始上升旺盛，直到秋季才会达到旺盛的顶峰。秋季是草木开始枯黄的季节，但是秋风气爽，秋气依存，此时的脉象是微浮的。秋天的脉象浮，由于秋脉为肺脉，属西方金，此时万物收成，所以其气之来轻虚而浮，来时急，去时散，所以说浮，如果与这种脉象相反的，说明身体患病了。如果肺脉来时忽上忽下，如鸟的羽毛样排列，说明肺有疾患，如果肺脉来时如羽毛浮在半空中，这种脉象是肺死症的表现，如果肺脉来时如被微风吹动而上下翻飞的树叶，这叫平肺脉。如果阳气不能下降，阴气又不能上升，邪气就会乘虚而入。阴气被外邪所侵就会紧缩，阴气紧就变为战栗，阳气被外邪所侵就会收敛，阳气敛就会恶寒，战栗与恶寒相逼迫，人就会患疟疾。如果早晨被邪气所侵，人就会在早晨发病。如果是傍晚被邪气所侵，人就会在傍晚发病。

肺有三斤三两重，六叶加两耳，共八叶。肺气运行在紫宫，上出于颏，下出于鼻，流回到肺中，它的盛衰表现在毛发，在内主胸，在外主气，与乳相对，右乳为辛属阴金，左乳为庚属阳金。肺有藏魄的功能，被称为"魄脏"，又有：气藏于肺中，而魄又居于气中，其变动在液，表现为鼻涕，在气表现为咳嗽。如果肺气虚弱就会导致短气，鼻息不通，如果肺气实就会出现气喘、胸满，如果肺气与时调和均匀就会梦见战争场景，如果肺气虚弱就会梦见白色场景，有人失血过多而死的模样，如果肺气旺盛就会梦见惊恐痛哭，如果邪气侵入肺，就会梦见铁金等东西，或者自己能飞翔，如果肺气与时调和均匀就会梦见战争场景。

因为气藏于肺中，而魄又居于气中，如果哭笑无常必会伤及魄，魄受伤后就会疯癫，发狂，出现面色苍白，毛发干枯，丧失了意识，皮肤发黑的症状，一般会在夏天死亡。

肺的经脉叫作"手太阴经"，起始于中焦胃脘部，向下行，联属于与本经相表里的脏腑——大肠腑，然后自大肠返回，循行环绕胃的上口，向上穿过横膈膜，联属于本经所属的脏腑——肺脏，再从气管横走并由腋窝部出于体表，沿着上臂的内侧，在手少阴心经与手厥阴心包经的前面下行，至肘部内侧，再沿着前臂的内侧、桡骨的下缘，入寸口动脉处，前行至鱼际部，沿鱼际部边缘，出拇指尖端。另有一条支脉，从手腕后方分出，沿着食指桡侧直行至食指的前端，与手阳明大肠经相接。

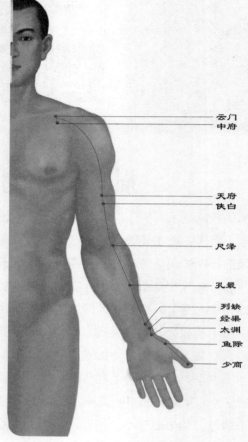

手太阴肺经

由于外邪侵犯本经而发生的病变，为肺部气膨胀满、咳嗽气喘、缺盆部疼痛，在咳嗽剧烈的时候，患者常常会交叉双臂按住胸前，并感到眼花目眩、视物不清。这是臂厥病，由肺经之经气逆乱所导致的一种病症。

本经所主的肺脏发生病变，可见咳嗽、呼吸急促、喘声粗急、心中烦乱、胸部满闷、上臂部内侧前缘疼痛厥冷，或掌心发热。本经经气有余时，就会出现肩背部遇风寒而疼痛、自汗出而易感风邪，以及小便次数增多而尿量减少等症状。本经气虚，可见肩背疼痛、气短、小便颜色不正常等症状。治疗上面这些病症时，属于经气亢盛的就要用泻法，属于经气不足的就要用补法；属于热的就要用速针法，属于寒的就要用留针法；属于阳气内衰以致脉道虚陷不起的就要用灸法；既不属于经气亢盛也不属于经气虚弱，而仅仅只是经气运行失调的，就要用本经所属的腧穴来调治。本经气盛，寸口脉比人迎脉大三倍；而属于本经经气虚弱的，其寸口脉的脉象反而会比人迎脉的脉象小。

手太阴经顺畅运行会使皮毛得到润泽，如果手太阴经的脉气不正常，皮肤和毛发就会干枯发黄，皮毛焦枯就会失去津液，津液失去后皮肤骨节就会受伤，皮肤骨节受伤就使指甲干枯，毫毛折断，这种人气已经死去了，如果在丙日病重，那么在丁日就一定会死去，因为火克金。丙丁在五行上属火，而肺属金。

秋天属金，肺气旺盛，正常的脉象是平脉，浮涩而短。如果是沉闷而滑的脉象，那么说明肾邪在侵害肺脏，由于水为肺金之子，子袭母位，此为实邪，就算有病也会自己痊愈，无须烦心，如果是大而缓的脉象，那么说明脾邪在侵害肺脏，由于脾土为肺金之母，母居子位，此为虚邪，就算有病治疗起来也相当容易。如果是弦细而长的脉象，那么说明肝邪在侵害肺脏，由于肝木是肺金所克者，木来克金，此为微邪，就算有病也会立即痊愈。如果肝邪侵害肺脏，那一般没有大碍。如果是浮大而洪的脉象，那么说明心邪在侵害肺脏，由于心火是肺金之敌，火克金，此为贼邪，一般很难救治。

肺虚实第二

肺实热

右手寸口气口以前脉象重按搏指有力，这是手太阴经阴实的征象，一般会出现肺胀、汗出如露、上气喘逆、咽中塞如欲呕状，这就是肺实热。

泻肺散

治酒客劳倦或出当风，喜怒气舍于肺，面目黄肿，起即头眩，咳逆上气，时忽忽欲绝，心下弦急不能饮食，或吐脓血，胸痛引背，支满欲呕。

【组　方】　五味子、百部各二两半，茯苓、附子、肉苁蓉、石斛、当归、远志、川续断各一两，细辛、甘草各七分，防风、川椒、紫菀、桂心、干姜、款冬花各一两半，桃仁六十枚，杏仁三十枚。

【用法用量】　以上十九味药捣碎成散末，酒服方寸匕，一日三次，后可逐渐增至两匕。

橘皮汤

治肺热，气上逆咳嗽。

【组　　方】 橘皮、麻黄各三两，宿姜、杏仁各四两，紫苏叶、柴胡各二两，石膏八两。

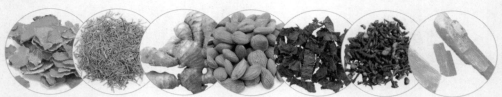

【用法用量】 将以上七味药研细末，加水九升来煎熬麻黄两沸，除去上面浮沫，加入其他药，熬取汤药三升，去渣，分三次服下，如果未愈，就给患者服两剂药。

肺虚冷

右手寸口气口以前脉象重按无力，出现少气，呼吸不畅，喉咙干燥，津液少等症状，这就是肺虚冷。

麻子汤

治肺气不足，咯血，气短。

【组　　方】 麻子一升，人参、桂心各二两，生姜三两，阿胶、紫菀各一两，生地黄四两，饧一斤，桑白皮一斤。

【用法用量】 将以上九味药研细，用一斗五升酒、一斗五升水合熬煎取四升汤药，分五次服用。

酥蜜膏酒

治肺气虚寒，疠风所伤，语声嘶塞，气息喘急咳唾，止气嗽通声。

【组　　方】 酥、崖蜜、饴糖、生姜汁、生百部汁、大枣肉、杏仁（研）各一升，甘皮（末）五具。

【用法用量】 将以上八味药拌匀，微火煎常搅三上三下约一炊久，取姜汁等各减半，温酒一升，服方寸匕，慢慢咽下，白天两次晚上一次。

肺痿第三

　　补肾气可以治疗肺痿病，只要肾旺，肾气就传到肺了。如果违背了秋季收藏的特点，肺气就不能很好地收敛，肺上就易有积热，从而导致气郁胀满。人只有顺应时气才能养生，违背时气自然就会疾病缠身，顺应时气就是有规律，违背时气就会混乱。喉痹，气逆咳嗽，口中流涎，可针灸肺俞穴七壮，也可患者有多少岁就灸多少壮，不可超过百壮。

麻黄引气汤

　　治肺痿实气喘鼻张，面目苦肿。

　　【组　方】　麻黄、杏仁、生姜、半夏各五分，紫苏叶四分，白前、细辛、桂心各三分，橘皮二分，石膏八两，竹叶（切）一升。

　　【用法用量】　以上十一味药研细末，用水一斗，煎取三升，去渣，分三次服。

半夏汤

　　治肺痿虚寒，心腹冷气逆游气，胸胁气满，从胸达背痛，忧气往来，呕逆饮食即吐，虚乏不足。

　　【组　方】　半夏一升，生姜一斤，桂心四两，甘草、厚朴各二两，人参、橘皮、麦冬各三两。

　　【用法用量】　以上八味药研细末，用水一斗，煎取四升，分四服。腹痛加当归二两。

厚朴汤

　　治肺痿，风邪虚冷，上气胸满，喘息气绝，此痰水盛溢方。

　　【组　方】　厚朴、麻黄、桂心、黄芩、石膏、大戟、橘皮各二两，枳实、甘草、秦艽、杏仁、茯苓各三两，细辛二两，半夏一升，生姜十两，大枣十五枚。

　　【用法用量】　以上十六味药研细末，用水一斗三升，煎取四升，去渣，分五服。

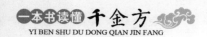
气极第四

气极所导致的病症，一般都由于肺部病变引起。肺脏得病首先会表现在气的运行上，气逆上冲于胸，导致莫名其妙地发怒。秋天，肺部出现病变就会出现皮痹，再加上病邪入侵于肺，那么寒湿之气就会侵入六腑了，这样就容易引发肺风。肺风的症候为多汗。

如果阳气受伤就会导致发热，发热就会引起气喘，呼吸无法深入体内，则只能到达胸部；如果阴气受伤就会导致打寒战，寒战就会引起咳嗽、气逆，且在傍晚会病情加重，因为此时阳气弱而阴气、湿气俱重，所以咳嗽就会更严重。不过，白天阳气回升，咳嗽也就有所好转；因为机体衰旺的根本为阴阳表里调和，所以阴气病了就治阳，阳为阴之表；阳气病了就治阴，阴为阳之里。由此可知调理好阴阳两气，即是治疗疾病，阳气实就用泻法，阴气虚就用补法。病邪刚开始进入皮毛、肌肤、筋脉时是治疗的最佳时机，一旦等到病邪到达五脏六腑，其治疗难度就更大了。

石钟乳散

治气极虚寒，阴畏阳气，气短。

【组　　方】　防风、牡蛎、天花粉各二两半，干姜、桔梗、茯苓、细辛、桂心、附子、人参各一两六，白术一两，石钟乳单独研。

【用法用量】　将以上十二味药碾成药散，每次以酒送服方寸匕，每日三次。逐渐增加至二方寸匕。

大露宿丸

治气极虚寒皮痹不已，内舍于肺，寒气入客于六腑，腹胀虚满，寒冷积聚百病。

【组　　方】　矾石、干姜、桂心、皂荚、桔梗、附子各三两。

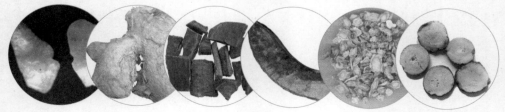

【用法用量】　以上六味药研为细末，加蜜制成梧桐子大的药丸，酒服十丸，一日三次，可逐渐增加。

硫黄丸

治气极虚寒，胸中痰满，心腹痛，气急，不下饮食方。

【组　方】　硫黄、矾石、干姜、附子、乌头、桂心、细辛、白术、桔梗、茯苓各二两。

【用法用量】　以上十味药研为细末，加蜜制成梧桐子大的药丸，酒服十丸，一日三次。可逐渐增加，以见效为准。（《肘后》无白术、桔梗、茯苓，用吴茱萸、川椒、人参、皂荚、当归十二味为丸。）

竹叶汤

治气极伤热气喘，甚则唾血，气短乏不欲食，口燥咽干。

【组　方】　竹叶二升，麦冬、小麦、生地黄各一升，生姜、石膏各六两，麻黄三两，甘草一两。

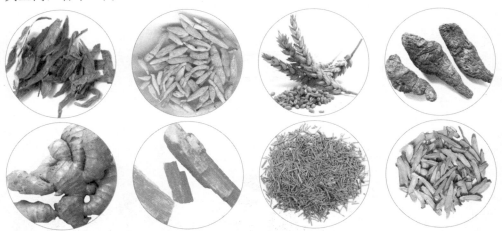

【用法用量】　以上八味药研细末，用水一斗，煎取三升，去渣，分三次服用。

灸法

呕吐上气：可灸位于腕后肘中横纹尺泽穴，三壮或七壮。

腹中雷鸣相逐，积食不化，逆气：可灸太仓穴七壮。

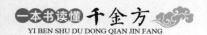

积气第五

积气有喜气、怒气、忧气、愁气、恚气、寒气、热气之分。这七种气导致人体犯病时，就会出现腹内积气，腹中疼痛难忍，无法进食。

喜气，是指人行走速度不快，不能长时间站立；怒气，是指气逆上攻于肺，热痛上攻于心，气短，呼吸急促；忧气，是指容易疲劳，夜晚睡眠不佳；愁气，是指耳聋和健忘，不能着急，否则就会四肢水肿，手足筋挛，握住手就举不起来；恚气，是指气聚集于心下，致使人不能正常饮食；寒气，就是呕逆恶心；热气，就是易于发怒和着急。这些都是七气所致的病状。男人饮食无规律就会患此病，妇女如果产后被风邪所侵害也会患此病。

七气丸

治七气病。

【组　　方】　茯苓、川芎、甘草、石膏、桃仁、蜀椒各三分，人参、半夏、吴茱萸、柴胡、干姜、细辛、桔梗、石菖蒲各二分，大黄二两半。

【用法用量】　将方中的十五味药，碾成粉末，用蜂蜜制成如梧桐子大小的药丸，以酒送服，每次服三丸，每日三服，药量逐渐增加至十丸。

五膈丸

治忧膈、气膈、食膈、饮膈、劳膈五种病。

【组　　方】　麦冬、甘草各五两，蜀椒、远志、桂心、细辛各三两，附子一两半，人参四两，干姜二两。

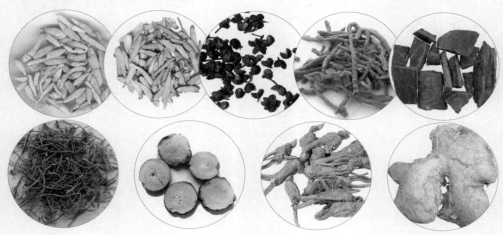

【用法用量】　将方中的九味药研成粉末，加入蜂蜜调和制成药丸，白天服用三丸，夜间服用二丸，连服七日便可痊愈。

槟榔汤

治成年积气，心腹绞痛，腹中坚实。

【组　　方】　橘皮、桂心、当归、甘草、枳实各二两，槟榔二十八枚，柴胡三两，半夏一升，生姜八两，附子一枚。

【用法用量】　将方中的十味药，研成细末，加水一斗煎取三升，分成三次服用，五日一剂，连服三剂，可除病根。

人参汤

治气逆，胸胁胀满。

【组　　方】　人参、麦冬、干姜、当归、茯苓、甘草、五味子、黄芪、芍药、枳实各一两，桂心三两，半夏一升，大枣十五枚。

【用法用量】　将方中的十三味药，研成细末，加水九升煎取三升，除去药渣，趁热服用，一次服九合。

海藻橘皮丸

治风虚支满，膀胱虚冷，气上冲肺。

【组　　方】　芍药、桂心各五分，海藻、橘皮、白前各三分，杏仁、茯苓各二分，人参、吴茱萸、白术、葶苈子各一两，桑根白皮、大枣肉、昆布各二两，紫苏子五合。

【用法用量】　将方中的十五味药研成细末，用蜜调制成如梧桐子大小的药丸。以汤水送服，每次十丸，每日两次，药量逐渐增加至十五丸，以小便通利为限度。

补伤散

治肺伤，咳嗽，多惊恐，筋痛，膝酸，汗出，少气，心下急痛，痛引胸中，睡眠不好，恍惚多梦，小便赤黄，视物不明，唾血。

【组　　方】　泽泻、阿胶、人参、防风各一两半，紫菀、白蔹各一两，大豆、芍药、石膏、前胡、天花粉、干姜各二两，白术、桂心各四两，生地黄、当归、山药、甘草各二两半，天冬一升。

【用法用量】　将方中诸药碾成散药，每次在饭前用酒送服方寸匕，每日三次。

灸法

治心腹病，坚满烦痛，忧思结气，心痛吐下，积食不化，肠鸣泄痢：灸心下四寸的太仓穴一百壮。

治上气冷症发作，腹鸣，呕逆不食的病症：灸太冲穴。

治上气厥逆：灸两乳间六百壮。

治下气：灸肺俞穴百壮或者太冲穴五十壮。

治冷气导致的脐下绞痛：灸脐下三寸的关元穴百壮。

治短气：灸天井穴（肘后两筋之间）百壮，也可灸肝俞百壮、大椎百壮、小指第四指闻交脉上七壮、肺俞百壮、尺泽百壮、手十指头各十壮。

治乏气：灸第五椎下，患者有多少岁就灸多少壮。

治奔豚腹肿：灸位于大横外正对脐的季肋端的章门百壮。

治奔豚：灸位于脐下一寸半的气海穴百壮或者位于脐下三寸的关元穴百壮。

治奔豚攻心呼吸困难：灸位于脐下四寸的中极五十壮。

治奔豚气忽上忽下，腹中与腰相引而痛：灸位于乳上三肋间的中府穴百壮。

治奔豚：灸位于正对两乳下第二肋旁一寸五分处的期门穴一百壮。

治奔豚气忽上忽下：灸位于心下八寸，脐下横纹处的四满穴十四壮。

肺痿第六

肺痿病的表现为寸口脉数，咳嗽，口中有浓唾涎沫流出。热邪在上焦，咳嗽而形成肺痿。出汗，呕吐，消渴病，大便困难，使津液严重受损，都有可能导致患上肺痿病。患肺痿病想咳却咳不出来，咳出来的也是干沫，小便不通。

患肺痿吐涎沫而不咳嗽的，患者不口渴，遗溺，小便频数，出现以上症状，是因为上虚而不能制下的缘故，此为肺中冷，必定发生晕眩。

甘草干姜汤

治肺痿多涎唾，小便频数，肺中冷，不渴不咳，小便不利。

【组　　方】　甘草四两，干姜二两。

【用法用量】 将以上两味药研成细末，加水三升煎取一升半，除去药渣，分成两次服用。服汤药后盖上被子，如果发渴，属消渴病。

甘草汤

治肺痿，涎唾多，出血方。

【组　方】 甘草二两。

【用法用量】 将甘草研成细末，加水三升煎取一升半，去掉药渣，分成三次服用。

生姜甘草汤

治肺咳，垂涎沫，喉咙干燥。

【组　方】 生姜五两，甘草四两，人参三两，大枣十二枚。

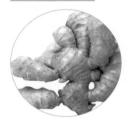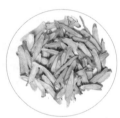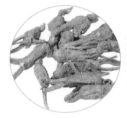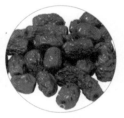

【用法用量】 将方中的四味药，研成细末，加水七升煎取三升，除去药渣，分成三次服用。

麻黄汤

治肺胀，咽喉燥喘，心下有水。

【组　方】 麻黄、芍药、桂心、生姜、细辛各三两，半夏、五味子各半升，石膏四两。

【用法用量】 将方中的八味药，研成细末，加水一斗煎取三升，分成三次服用。

肺痈第七

如果口中异常干燥，只要一咳嗽胸中就隐隐作痛，脉反滑数，这是肺痈的表现。患者寸口脉微而数，其微就是风邪，其数就是热邪。风邪入侵卫分，只呼出气而不吸入，风邪伤皮毛，风邪侵驻于肺，便会咳嗽，口干喘满，喉咙干燥而不口渴，多唾浊沫，时时恶寒颤抖；热邪入侵营分，就只吸气而不呼出，热邪伤血脉，热邪所经过的地方，血就会凝滞，蓄结痈肿，出现呕吐症状。如果病势始发还可救，如果脓血已成则难治。跌阳脉浮缓，胃气如经，这是肺痈。恶寒颤抖而发热，寸口脉滑而数，而患者饮食起居还和从前一样，这是痈肿病，医生一般如果效果不好道，就按伤寒病来医治，肯定不能治愈。假如脓血在胸中的，这是肺痈，其脉数，咳唾有脓血。如果脓血未成，其脉自紧数，到紧的脉象清除只有数时，则脓血已生成。

桔梗汤

治咳嗽，胸满，恶寒，咽喉干而不欲饮。

【组　　方】　桔梗三两，甘草二两。

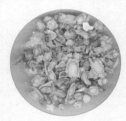 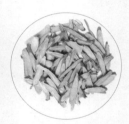

【用法用量】　将以上两味药研成细末，加水三升煎取一升，除去药渣，分成两次服用，必定会吐脓血。

葶苈大枣泻肺汤

治肺痈，无法入眠。

【组　　方】　葶苈子三两，大枣二十枚。

【用法用量】　先用三升水来熬大枣，煎二升汤汁，除去大枣，加入葶苈子煎煮至七合即可，喝汤汁，一次服完，三日服一剂。

大肠腑脉论第一

大肠腑被称为"监仓掾"，是通行疏导传泻的腑脏，它的色诊部位是鼻梁中央。大肠在脐的右边堆叠，一共十二个弯折，能储存水谷一斗两升，主十二时辰，可安定血脉，和利精神。大肠受寒气侵袭，就会患便溏，粪便青黑色如鸭屎；大肠被热邪侵袭，就会下痢，粪便出现腐蚀垢腻状物。肺感受病邪在前，后迁移至大肠，就会咳嗽，一咳嗽就会流屎便痢。

大肠的经脉叫"手阳明经"，起始于食指的指端，沿食指的上缘，通过拇指、食指歧骨间的合谷穴，上入腕上两筋凹陷处，沿前臂上方至肘外侧，再沿上臂外侧前缘，上肩，出肩峰前缘，上出于背，与诸阳经会合于大椎穴上，再向前入缺盆联络肺，下膈又联属大肠。另有一条支脉，从缺盆处向上走至颈部，并贯通颊部，而进入下齿龈中，其后再从口内返出而绕行至口唇旁，左右两脉在人中穴处相交会，相交之后，左脉走到右边，右脉走到左边，再上行挟于鼻孔两侧，而在鼻翼旁的迎香穴处与足阳明胃经相接。

由于外邪侵犯本经而发生的病变，为牙齿疼痛、颈部肿大。手阳明大肠经上的腧穴主治津液不足的疾病，其症状是眼睛发黄、口中干燥、鼻塞或流鼻血、喉头肿痛以致气闭、肩前与上臂疼痛、食指疼痛而不能活动。气有余的实证，为在本经脉循行所过的部位上发热而肿；本经经气不足时，就会出现发冷颤抖、不易恢复体温等病征。这些病征，属实的就用泻法，属虚的就用补法；属热的就用速刺法，属寒的就用留针法；脉虚陷的就用灸法，不实不虚的从本经取治。属于本经经气亢盛的，其人迎脉的脉象要比寸口脉的脉象大三倍；而属于本经经气虚弱的，其人迎脉的脉象反而会比寸口脉的脉象小。

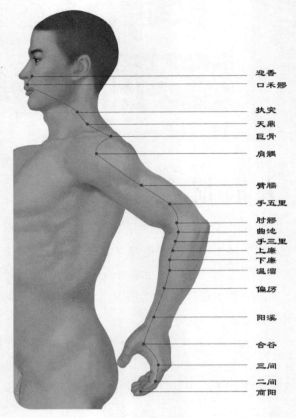

迎香
口禾髎

扶突
天鼎
巨骨
肩髃

臂臑
手五里
肘髎
曲池
手三里
上廉
下廉
温溜

偏历

阳溪

合谷

三间
二间
商阳

手阳明大肠经

大肠虚实第二

大肠虚冷

　　一般会出现胸中气喘，肠鸣，唇干虚渴，目急易惊，泄白痢等症状。如果肠中常鸣，气上冲心，灸脐中可治；如果肠鸣发痛，温溜穴可治；如果患者饮食不下，腹中雷鸣，大便不节，小便赤黄，针刺阳纲穴可治；如果患者出现肠中雷鸣接连不断，下痢的症状，可灸位于巨阙两旁、相隔五寸的承满穴五十壮；如果患者腹胀肠鸣，气上冲胸，腹痛鸣响，泄泻，肠胃之中有气游动并彻痛，食不消化，厌食，体沉，天枢穴可治。

大肠实热

大肠实热是指右手寸口、气口以前阳脉实的，即是手阳明经实，患者一般会出现肠满，体热面赤，喘气，咳嗽等症状。可灸大肠俞四十九壮。大肠有热，肠鸣，腹满，脐四周疼痛，不能久立，食不消化，喘气，可灸巨虚穴和上廉。

黄连补汤

治大肠虚冷，下青白痢，肠鸣不停。

【组　　方】　黄连四两，川芎、茯苓各三两，石榴皮五片，地榆五两，伏龙肝一枚。

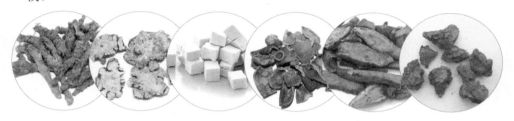

【用法用量】　将以上五味草药分别切细，加七升水煎取两升半药汁，滤去药渣，然后加入伏龙肝，分三次服用。

生姜泄肠汤

治大肠实热，口中生疮，腹胀不通。

【组　　方】　生姜、橘皮、栀子、青竹茹、黄芩、白术、茯苓、芒硝各三两，桂心一两，生地黄十两，大枣十四枚。

【用法用量】　将以上十一味药分别切细，加入七升水煎取三升，除去药渣，再下芒硝，分成两次服用。

肛门论第三

肛门，主掌通行疏导的通道，是肺、大肠诊疾的部位，称为通事令史。肛门又被称为"魄门"，这其中的"魄"与"粕"通，因其有传送糟粕的功能，所以被称为魄门。肛门重十二两，长一尺二寸，宽二寸二分，与十二时辰相应。肛门是人体排除浊气，浊去新生的所在，既受脏气控制，也能影响脏气。如果肺过热，则肛门就会闭塞，大便不畅，肛门就可能红肿，就会导致生疮，此时就应开通肛

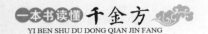

门；如果大肠受寒，肛门就会张开，大便通泄无度，肛门凸出，此时应采用补益法，使虚实平和。

皮虚实第四

在外与肤肉皮毛相应，在内与骨髓相联结的是五脏六腑。如果病从外部开始，那么肤肉皮毛营卫闭塞不畅，皮肉紧绷；如果病从内部开始，那么骨髓就会疼痛。皮虚是因为有寒气，皮实是因为有热气。肺和大肠主掌在人体上的皮虚实，热在肺上则病在皮毛上发作。

栀子煎

治皮实主肺病热气方。

【组　方】 栀子、枳实、大青、杏仁、柴胡、芒硝各二两，生地黄、淡竹叶（切）各一升，生元参五两，石膏八两。

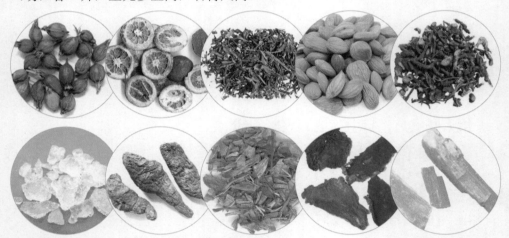

【用法用量】 以上十味药用水九升煮，煎取三升，去渣，再下芒硝，分三次服用。

蒴藋蒸汤

治皮虚主大肠病，寒气关格。

【组　方】 蒴藋根叶（切）三升，石菖蒲叶（切）三升，桃叶皮枝三升，细糠一斗，秫米三升。

【用法用量】 以上五味药用水一石五斗，煮取米熟为度，大盆器贮，于盆上作小竹床子罩盆，人身坐床中，周回四面将席围住挡风，身上以衣被盖覆。如果气急时，开孔对中泄气，取通身接汗可得两顿饭的工夫。如此三日，蒸还温药足汁用之。如果盆里不过热，盆下安炭火。非但治寒，但是皮肤一切劳冷悉治之。

咳嗽第五

人体的皮肤须发和肺脏有特殊的联系，所以肺与皮毛是内外互相配合的。如果皮毛受了外界的寒邪，便会向内传到肺。吃了寒冷的食物，寒邪通过肺的经脉向上侵袭到肺，形成肺寒。这样内外寒邪相合，于是寒邪停留于肺脏，肺气上逆，就形成了肺咳。至于五脏的咳嗽，是由于五脏各自在所主管的季节受邪气侵袭，发病而产生咳嗽。因此，如果不是在肺脏所主管的秋季发生咳嗽，则是其他脏腑受邪气而转移到肺，引起咳嗽。人体与自然界息息相关，所以以五脏分别在它所主的时令感受寒邪而发病，轻微的，寒邪侵入肺脏而成为咳嗽；严重的，寒邪入里而导致腹泻和疼痛。一般来说，在秋天感寒，肺先受邪；在春天肝脏先感受邪气，然后再影响到肺，产生咳嗽；在夏天感寒，心先受邪；在长夏感寒，脾先受邪；在冬天肾脏先感受邪气，然后再影响到肺，产生咳嗽。

肺咳的表现为，在咳嗽的同时气喘、呼吸有声，病情严重时还会咯血。心咳的表现为，咳嗽时心痛，咽喉中像有东西梗塞一样，严重时，咽喉肿而闭塞。肝咳的表现为，咳嗽时感到两胁疼痛，严重时痛得不能转动身体，转动则两胁下胀满。脾咳的表现为，咳嗽时右胁下疼痛，并牵引肩背隐隐作痛，严重时，不能活动，一活动咳嗽就加重。肾咳的表现为，咳嗽时腰部和背部互相牵引作痛，严重时可能咳出涎水。

五脏咳嗽长久不愈，就要传给六腑。如果脾咳长久不愈，胃就会受到影响而发病。胃咳的表现为，咳嗽时呕吐，严重时会吐出蛔虫。肝咳长期不愈，就要传给胆，形成胆咳。胆咳的表现为，咳嗽时呕吐胆汁。肺咳长期不愈，就要传给大肠形成大肠咳。大肠咳的表现为，咳嗽时大便失禁。心咳长久不愈，小肠就会受到影响而发病。小肠咳的症状是，咳嗽时多放屁，且往往是咳嗽的同时放屁。肾咳长久不愈，膀胱就会受到影响而发病。膀胱咳的症状是，咳嗽时小便失禁。以上各种咳嗽长期不愈，就要传给三焦形成三焦咳。三焦咳的表现为咳嗽时腹部胀满，不想饮食。以上这些咳嗽，均会最终影响到脾胃，并影响到肺，出现咳嗽气逆、流鼻涕、痰液多、面部浮肿等症状。

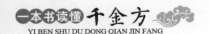

咳嗽有十种，有寒咳、风咳、支咳、心咳、肝咳、脾咳、肺咳、肾咳、胆咳以及厥阴咳。寒咳是指吃了寒冷的东西，因此而咳嗽；风咳是指想说话，因咳嗽而说不完的；支咳是指心下坚满，咳嗽支痛，脉象反而迟的；心咳是指咳嗽吐血，牵引手少阴；肝咳是指咳嗽引起胁下疼痛；脾咳是指咳嗽流口水，连续不断，牵引小腹；肺咳是指咳嗽牵引颈项而且吐涎沫的；肾咳是指咳嗽时听不见声音，牵引腰部和脐中；胆咳是指咳嗽引起头痛，口苦；厥阴咳是指咳嗽牵引舌根。

小青龙汤

治咳逆倚息不得卧。

【组　　方】　桂心、麻黄、甘草、干姜、芍药、细辛各三两，五味子、半夏各半升。

【用法用量】　以上八味药研细末，用水一斗煮麻黄减二升，除去上面浮沫，再加入余药煎取三升，分三次服。

小青龙加石膏汤

【组　　方】　石膏、干姜、桂心、细辛各二两，麻黄四两，芍药、甘草各三两，半夏半升，五味子一升。

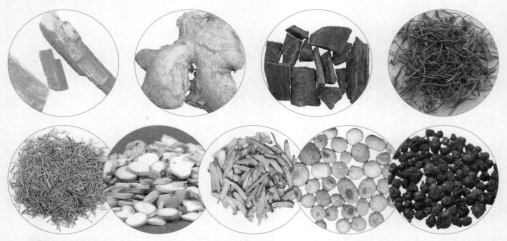

【用法用量】　以上九味药研细末，用水一斗，先煮麻黄，减二升，除去上面浮沫，下药，煎取二升半，身体强壮的人服一升。羸弱的人减量，小儿服四合。（仲景治肺胀咳而上气，烦躁而喘，脉浮者，心下有水。《外台》同。）

射干麻黄汤

治咳而上气，喉中如水鸡声者。

【组　　方】　射干、细辛、款冬花、紫菀各三两，麻黄、生姜各四两，半夏、五味子各半升，大枣七枚。

【用法用量】　以上九味药研细末，用东流水一斗二升，先煮麻黄，除去上面浮沫，再加入余药，煎取三升，去渣，分三次服，一日三次。

麻黄石膏汤

治上气胸满。

【组　　方】　麻黄四两，石膏如鸡蛋大，厚朴五两，小麦一升，杏仁半升。

【用法用量】　以上五味用水一斗，先煮小麦熟，去麦下药，煎取三升，去渣，分三次服。（深师用此治久逆上气，喉中如水鸡鸣咳者，加半夏、五味子各半升，干姜三两。）

百部根汤

治嗽不得卧两眼突出。

【组　　方】　百部根、生姜各半斤，细辛、甘草各三两，贝母、白术、五味子各一两，桂心四两，麻黄六两。

【用法用量】　以上九味药研细末，用水一斗二升，煎取三升，去渣，分三次服用。

白前汤

治水咳逆上气，身体浮肿，短气胀满，昼夜倚壁不得卧，咽中作水鸡鸣。

【组　　方】　白前、紫菀、半夏、大戟各二两。

【用法用量】　以上四味药研细末，用水一斗浸一晚，第二天早上煎取三升，分为三次服用。

麻黄散

治上气嗽。

【组　　方】　麻黄半斤，杏仁百枚，甘草三两，桂心一两。

【用法用量】　以上四味捣碎成散末，另研杏仁如脂，再加入余药末和匀，临气上时服一方寸匕。食久气未下，再服用。

十枣汤

夫有支饮家，咳烦胸中痛者，不猝死，至一百日一岁可与此方。

【组　　方】　大枣十枚，大戟、甘遂、芫花各等份。

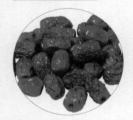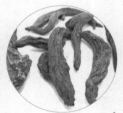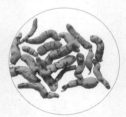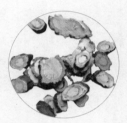

【用法用量】　以上大戟、甘遂、芫花捣为末，用水一斗五合，煮枣取八合，去渣，再加入余药末，身体强壮的人一钱匕，羸弱的人半匕，一次较快地将药物服完。清晨服而不下者，第二天早上更加半匕。下后自补养。咳而引胁下痛，亦十枣汤主之。

通声膏方

【组　　方】　五味子、款冬花、通草各三两，人参、青竹皮、细辛、桂心、石菖蒲各二两，杏仁、姜汁各一升，白蜜二升，枣膏三升，酥五升。

【用法用量】　以上十三味药研细末，用水五升，微火煎，三上三下，去渣，加姜汁、枣膏、酥、蜜，煎调匀和，酒服枣大二丸。

杏仁饮子

治暴热嗽。

【组　　方】　杏仁四十枚，紫苏子一升，橘皮一两，柴胡四两。

【用法用量】　以上四味药研细末，用水一斗，煎取三升，分三次服用。

肾脏脉论第一

肾的经脉叫"足少阴经"，起于足小趾下，斜走足心，出内踝前大骨的然谷穴下方，沿内侧踝骨的后面转入足跟，由此上行经小腿肚内侧，出腘窝内侧，再沿大腿内侧后缘，贯穿脊柱，联属肾脏，联络与本脏相表里的膀胱。其直行的经脉，从肾脏向上行，贯穿肝脏和横膈膜，而进入肺脏，再从肺脏沿着喉咙上行并最终挟于舌的根部。另有一条支脉，从肺脏发出，联络于心脏，并贯注于胸内，而与手厥阴心包经相接。

由于外邪侵犯本经所发生的病变，为虽觉饥饿而不想进食、面色黑而无华、咳吐带血、喘息有声、刚坐下就想起来、两目视物模糊不清、心像悬吊半空而不安。气虚不足的，就常常会有恐惧感，发作时，患者心中怦怦直跳，就好像有人追捕一样，这叫作"骨厥病"。

本经脉所主的肾脏发生病变，则出现口热，舌干，咽部肿，气上逆，喉咙发干而痛，心内烦扰且痛，黄疸，痢疾，脊背、大腿内侧后缘疼痛，足部痿软而厥冷，好睡，或足心发热而痛。治疗上面这些病征时，属于经气亢盛的就要用泻法，属于经气不足的就要用补法；属热的就用速刺法，属寒的就用留针法；脉虚陷的就用灸法，不实不虚的从本经取治。要使用灸法的患者，应当增加饮食以促进肌肉生长，同时还要进行适当的调养，放松身上束着的带子，披散头发而不必扎紧，从而使全身气血得以舒畅。本经气盛，寸口脉比人迎脉大两倍；而属于本经经气虚弱的，其寸口脉的脉象反而会比人迎脉的脉象小。

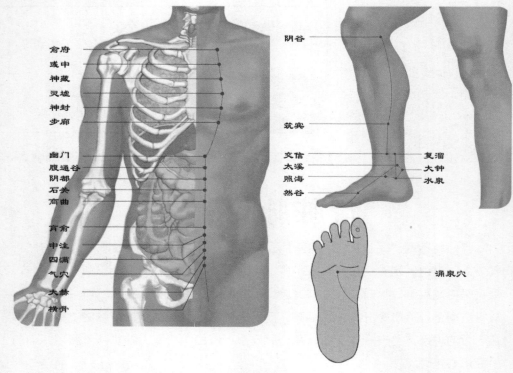

俞府
或中
神藏
灵墟
神封
步廊

幽门
腹通谷
阴都
石关
商曲

肓俞
中注
四满
气穴
大赫
横骨

阴谷

筑宾

交信
太溪
照海
然谷

复溜
大钟
水泉

涌泉穴

足少阴肾经

肾虚实第二

肾实热

肾实热是肾经邪热炽盛所致的病症。表现为病苦舌燥咽肿，心烦嗌干，胸胁时痛，喘咳汗出，小腹胀满，腰背强急，体重骨热，小便赤黄，好怒好忘，足下热疼，四肢黑，耳聋。

泻肾汤

治肾实热小腹胀满，四肢正黑，耳聋，梦腰脊离解及伏水气急。

【组　方】芒硝、茯苓、黄芩各三两，生地黄汁、石菖蒲各五两，磁石八两（碎如雀头），大黄（切，并在密器中用水浸泡一晚）一升，细辛、玄参各四两，甘草二两。

【用法用量】 以上十味药研细末，用水九升，煮七味煎取两升半，去渣，下大黄再加入余药汁中再煮，减二三合，去大黄，放入生地黄汁，微煎一二沸，下芒硝，分为三服。

治肾热好怒好忘，耳听无闻，四肢满急，腰背转动强直方。

【组　　方】 柴胡、茯神（《外台》作茯苓）、黄芩、泽泻、升麻、杏仁、大青、芒硝各二两，磁石四两，羚羊角一两，生地黄、淡竹叶各一升。

【用法用量】 以上十二味药研细末，用水一斗，煎取三升，去渣，下芒硝，分为三次服用。

治肾热，小便黄赤不出，出如栀子汁，或如黄柏汁，每欲小便茎头即痛方。

【组　　方】 榆白皮（切），冬葵子各一升，车前草（切）一升，滑石（碎）半斤，黄芩、通草、瞿麦各三两，石苇四两。

【用法用量】 以上八味药，研细，用水二斗，先煮车前草取一斗，去渣，澄清，煎取九升，下诸药，煎取三升五合，去渣，分四次服用。

肾虚寒

肾虚寒是肾气亏损，肾阳虚衰所致的症候。表现为肾虚寒，阴痿，腰脊痛，身重，缓弱，足腰不可以按，语音混浊，阳气顿绝，伴见耳鸣、目眩、小便清长等症候。

治肾气虚寒阴痿，腰脊痛，身重缓弱，言音混浊，阳气顿绝方。

【组　　方】 肉苁蓉、白术、巴戟天、麦冬、茯苓、甘草、牛膝、五味子、杜仲各八两，车前子、干姜各五两，生地黄五斤。

【用法用量】 以上十二味药捣碎成散末，饭后酒服方寸匕，一日三次。

治肾风虚寒方。

灸肾俞百壮，对脐两边向后挟脊相去各一寸五分。

肾劳第三

肾劳是因劳损伤肾所致的病症。症见腰痛，小便不利或有余沥，小腹满急、遗精、白浊、阴囊湿痒等。

栀子汤

治肾劳实热，小腹胀满，小便黄赤，未有余沥，数而少，茎中痛，阴囊生疮。

【组　　方】 栀子、芍药、通草、石苇各三两，石膏五两，滑石八两，黄芩四两，生地黄、榆白皮、淡竹叶（切）各一升。

【用法用量】 以上十味药研细末，用水一斗，煎取三升，去渣，分三次服。

麻黄根粉

治肾劳热，阴囊生疮。

【组　　方】 麻黄根、石硫磺各三两，米粉五合。

【用法用量】 以上三味捣碎成散末，安絮如常用粉法搭疮上，粉湿更搭之。

治肾劳热妄怒，腰脊不可俯仰，屈伸煮散方。

【组　　方】 丹参、牛膝、葛根、杜仲、生地黄、甘草、猪苓各二两半，茯苓、远志、黄芩各一两十八铢，五加皮、石膏各三两，羚羊角、生姜、橘皮各一两，淡竹茹（鸡蛋大）。

【用法用量】 以上十六味捣碎成散末为粗散，用水三升，煮两方寸匕，绵裹之时时动，取八合为一服，一日两次。

治虚劳，阴阳失度，伤筋损脉，嘘吸短气，漏溢泻下，小便赤黄，阴下湿痒，腰脊如折，颜色随落方（随一作堕）。

【组　　方】 萆薢、麦冬、生地黄、桂心、杜仲、大枣肉各一升。

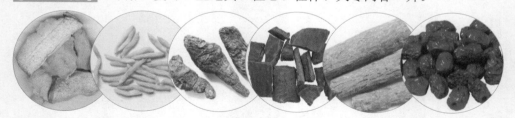

【用法用量】 以上六味药研细末，用酒一斗五升，浸泡三宿，出曝干复浸泡，候酒尽取干捣碎成散末，饭后酒服方寸匕，一日两次。

治肾劳虚冷，干枯忧恚内伤，久坐湿地则损肾方。

【组　　方】 秦艽、牛膝、川芎、防风、桂心、独活、茯苓各四两，干姜、麦冬、地骨皮各三两，侧子、杜仲各五两，石斛六两，丹参八两，五加皮十两，薏苡仁一两，大麻子两升。

【用法用量】 以上十七味药研细末，用酒二斗浸泡七日，每服七合，一日三次服。

精极第四

精极是六极之一，指脏腑精气衰竭等疾患。表现为眼视无明，齿焦而发落，身体重，耳聋，行不正，可伴羸瘦、惊悸、阳痿、遗精、白浊等症状。

竹叶黄芩汤

治精极实热，眼视无明，齿焦发落，形衰体痛，通身虚热。

【组　方】 竹叶（切）二升，黄芩、茯苓各三两，甘草、麦冬、大黄各二两，生姜六两，芍药四两，生地黄（切）一升。

【用法用量】 以上九味药研细末，用水九升，煎取三升，去渣，分三次服用。

治精极，五脏六腑俱损伤虚热，遍身烦疼，骨节酸痛烦闷方。

【组　方】 生地黄汁二升，麦冬汁、赤蜜各一升，竹沥一合，石膏八两，人参、川芎、桂心、甘草、黄芩、麻黄各三两，当归四两。

【用法用量】 以上十二味药，研细，用水七升，煮八味煎取二升，去渣，下地黄等汁，煎取四升，分四服，白天三次晚上一次。

治五劳六极，虚羸心惊，弱多魇亡阳方。

【组　方】 茯苓四两，甘草、芍药、桂心、干姜各三两，远志、人参各二两，大枣五枚。

【用法用量】 以上八味药，研细，用水八升，煎取三升，分三次服用。

治虚劳少精方。

鹿角为末，白加蜜调和制作成如梧桐子大的丸药，每服七丸，一日三次服用，服用十日。效果非常好。

棘刺丸

治虚劳，诸气不足，梦泄失精。

【组　方】 棘刺、干姜、菟丝子各二两，天冬、乌头、小草、防葵、山药、

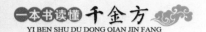

萆薢、细辛、石龙芮、枸杞子、巴戟天、葳蕤、石斛、厚朴、牛膝、桂心各一两。

【用法用量】 以上十八味研为细末，加蜜制成梧桐子大小的药丸，酒服五丸，一日两次。

治梦中泄精，尿后余沥及尿精方。

【组　方】 人参、麦冬、赤石脂、远志、续断、鹿茸各一两半，柏子仁、丹参、韭菜子各一两六铢。

【用法用量】 以上十四味药研为细末，加蜜制成梧桐子大小的药丸，酒服二十丸，一日两次，逐渐增加至三十丸。

治虚损小便白浊梦泄方。

【组　方】 菟丝子、车前子、韭菜子各一升，矾石、当归各二两，川芎、附子各三两，桂心一两。

【用法用量】 以上八味药研为细末，加蜜制成梧桐子大小的药丸，酒服五丸，一日三次。

韭菜子散

治小便失精及梦泄精。

【组　方】 韭菜子、麦冬各一升，菟丝子、车前子各二合，川芎三两，白龙骨三两。

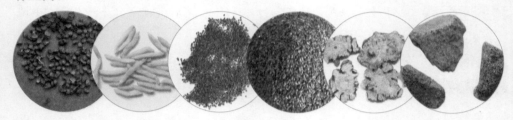

【用法用量】 以上六味药捣碎成散末，酒服方寸匕，一日三次。如果效果不显著，稍增。甚者，晚上一次服。

禁精汤

治失精羸瘦，酸削少气，目视不明，恶闻人声方。

【组　方】 韭菜子两升，粳米一合。

【用法用量】 以上两味于铜器中合熬，米黄黑乘热，以好酒一升投之，绞取汁七升，每服一升，一日三次服，尽两剂。

骨极第五

　　骨极病是一种受肾制约的病症。另外还有一种解释为：因为肾与骨相应，骨与肾相合，冬天伤于风寒湿气，邪气侵入骨髓关节而引起骨痹，骨和关节便出现沉重酸痛及全身寒冷的症状；此时如果骨痹病不能痊愈，又受邪气损伤，如果邪气入肾，就会引起耳鸣，呈现出黑色，这就是肾病的症状。进一步发展则容易引起骨极，牙齿苦痛，不能久站，屈伸麻木，手足骨节酸痛，身体麻痹，脑髓酸痛。用中医解释，骨极多是因为肾风（冬季的壬癸日被风邪所伤）尽伤全身骨节所致。如果气为阳，气阳则充盈，充盈则发热，发热易使脸色发黑，牙齿、脑髓苦痛，手足酸痛，性机能衰退，膀胱不通利，耳鸣，以此表明骨极病严重到了极点。如果其气为阴，气为阴则为虚，虚就引起寒；寒就引起脸肿而有黑色的污秽之物，腰脊疼痛不能站立过久，屈伸不灵活。患者气衰弱时，头发容易脱落，牙齿枯槁，腰背相牵引而疼痛，痛得严重的就会引起严重咳嗽吐唾。医者应该仔细辨别患者的阴阳之气，审察症状的清浊，准确断定病患的分属部位，应该当疾病处于皮肤筋脉时，尽早进行医治，否则当病情发展至脏腑后，才开始治疗就非常困难了。

　　扁鹊曾指出，骨骼枯萎，头发无光泽通常为骨已先死的征兆；因为骨与足少阴肾经相应，所以此时足少阴肾经的脉气也会呈现出衰状。患者应该及时诊治骨极病症，否则就会出现骨节非常酸痛，不能伸缩，十天就会死去。

三黄汤

治容颜焦枯发黑，耳鸣虚热，以及由肾热病引起的骨极，膀胱不通，大小便癃闭。

【组　　方】大黄（切后用一升水单独浸泡）、黄芩各三两，栀子十四枚，甘草一两，芒硝二两。

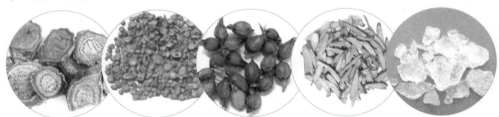

【用法用量】将方中药物分另研成细末，用四升水先熬三种药物，煎取一升五合，去掉药渣，然后加入大黄，沸后两次，加入芒硝，分服三次即可。

灸法

治腰背不灵活，筋挛痹缩，虚热闭塞等症状：灸第二十一椎棘突两边相距各一寸五分处，可根据患者岁数决定具体灸的壮数。

骨虚实第六

患骨实者，常会受烦热折磨；患骨虚者，容易疲倦，经常出现全身酸痛不安的症状。所以这些骨虚、骨实的病疾，都受到肾及膀胱的制约。如果患者脏腑有病则会从骨骼中显现出来，其与发热相对应的则为脏的病变，与发寒相对应的则是腑的病变。

治骨实以及酸疼烦热方。

【组　　方】　葛根汁、赤蜜、生地黄汁各一升，麦冬汁五合。

【用法用量】　将所列药物混合后，均匀搅拌，用微火熬煎三四沸，分服三次，疗效非常好。

治骨髓中疼方。

【组　　方】　芍药一斤，生地黄五斤，虎骨（白狗骨代）四两。

【用法用量】　将所列药物分另研成细末，加入一斗清酒浸泡三夜，取出后暴晒，再放入酒中，直到酒尽为止，然后捣筛，制成散药，以酒送服方寸匕，日服三次即可见效。

治骨髓冷痛方。

【组　　方】　生地黄一石。

【用法用量】　将生地黄取汁后加二斗酒相搅后煎煮，沸后两次温服，每日三次，具有补益骨髓的特殊功效。

治骨节疼痛无力，虚劳畏寒方。

【组　　方】　生地黄八斤，淡豆豉二升。

【用法用量】　将所列药物蒸两遍，然后晒干，制成散药，在饭后用一升酒送服二方寸匕药末，一日两次。此方对于虚热病症也有很好的疗效。

腰痛第七

杜仲酒

治肾脉脉象逆，小于寸口脉，膀胱虚寒，腰痛，胸中不安。

【组　　方】　杜仲、干姜各四两，桔梗、甘草、续断、天花粉、地骨皮各一两，生地黄、防风、萆薢、羌活、桂心、川芎、乌头、细辛、秦艽、天雄、蜀椒各三两，石斛、五加皮各五两。

【用法用量】　将所列药物分另研成细末，加四斗酒浸泡四宿，初服五合，逐渐增加至七八合，一日两次。本方也可治愈由多种原因引起的腰痛病。

治肾虚引起的腰痛。

【组　　方】　桂心、白术、萆薢各三分，牡丹皮二分。

【用法用量】　将所列药物捣筛，然后制成散药，也可以制作汤药。以酒送服，每次送服方寸匕。每日三次，效果显著。

丹参丸

治腰痛并冷痹。

【组　　方】　桂心、干姜各二两，丹参、杜仲、牛膝、续断各三两。

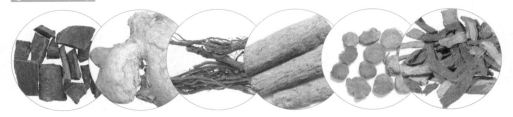

【用法用量】　将方中的六味药，研为细末，用蜜调和制成梧桐子大小的药丸，每次服二十丸，白天两次、夜间一次。

灸法

治腰突然疼痛的症状：灸穷骨（长强穴）上一寸处七壮，左右一寸处各灸七壮。

治腰痛症状：灸脚跟上横纹中赤白肉边缘十壮。

膀胱腑脉论第一

膀胱主肾，耳朵是膀胱色诊的器官，肾气在膀胱中积聚凝合，膀胱为津液的贮存地，称为水曹椽，又称为玉海，共重九两二铢，向左回旋上下叠积，纵宽九寸，能贮存九升九合津液，大小相等且两边对称，与二十四节气相对应，膀胱的主要功能就是排放津液。

黄帝说：人体内的其余五脏都是一个名称一只器官，唯独肾却有两枚，这究竟是怎么回事呢？岐伯说：膀胱作为腑的有两个地方，所以肾也应有两枚分别与两腑相对应。因此脏器的名称为一个，相对应的腑的名称有两个，所以才有了五脏和六腑。一种说法认为肾有左右两枚，而膀胱却只有一个，于是就用左肾与膀胱相合，右肾与三焦相合，所以才会有五脏六腑的说法。

左手关后尺中脉象阳绝的，即是没有膀胱脉。这种病有逆冷之苦，妇女月经不调、旺月闭经，男子遗精、尿有余涩，治疗时应针刺足少阴经调治阴经，足内踝下面动脉处即是。

右手关后尺中脉象阳绝的，即是没有子户脉。患者有足部逆寒之苦，妇人绝产带下，无法生育，阴中寒冷，治疗时应针刺足少阴经调治阴经。

左手关后尺中脉象阳实的，即膀胱实。患者有逆冷、胁下有邪气引痛之苦。治疗时应针刺足太阳经调治阳经，在足小趾外侧，骨节后下陷处。

右手关后尺中脉象阳实的，即是膀胱实。患者有小腹胀满，腰痛之苦。治疗时针刺足太阳经调治阳经。

疾病先在膀胱发作的，其症状为：背脊和筋疼痛，小便闭塞。病五天后转移到肾，则小腹、腰脊就会疼痛，同时胫酸。一天后转移至小肠，小肠就会发胀。一天后转移到脾脏，脾脏则会闭塞不通，身体疼痛沉重，两天内疾病不能痊愈的患者就会死亡，冬天将死于鸡鸣时分，而夏天会死于吃晚饭的时刻。

如果膀胱生病，则小腹会偏肿疼痛，用手按压小腹立即便有尿意但又解不出来。肩上发热，如果脉的分属部位下陷，足小趾外侧以及胫踝后都发热。治疗时应取委中穴来针治。

如果膀胱发胀，则小腹胀满，有气，小便不畅。

如果肾先感受病邪，然后传给膀胱，其症状为肾咳不已。

如果厥气侵袭膀胱，则患者就会梦见出门远游。

肾与骨相对应，皮肤纹理密实而厚的，三焦及膀胱就厚；皮肤纹理粗而薄的，三焦及膀胱就薄。皮肤腠理松弛的，三焦及膀胱就舒缓；皮肤紧密没有毫毛的，三焦及膀胱则急。毫毛密而粗的，三焦及膀胱就直；毫毛稀的，三焦膀胱结。

扁鹊说：六腑有病就会显现在脸上以及身体的其他各部位，肾、膀胱与足少阴、太阳经互为表里，膀胱与五脏都相通，所以五脏有病就会在膀胱上有一定的显现，膀胱有病就会在阴囊上有一定的显现。伤热，则会小便不通，膀胱急，小便黄赤；伤寒，就会小便次数多，尿色清白，或发为石水。石水病的病根在膀胱，其症状为四肢小，小腹却很大。

如果患者出现牙齿发黄、脱落，即为骨绝，则无法救治了，会在十日后死去。

足太阳经的脉，从眼睛内角开始，上行经过额头，与头顶正中百会穴交会，其支脉，从头顶到耳上角；其主脉，从头顶入与脑结络，再返出下行至颈后，沿着肩膊内侧，夹脊两边抵达腰中，进入脊柱并沿着脊柱与肾相交结络，属膀胱经。它的支脉，从腰中下行在后阴交会，再下行穿过臀部，入腘中；它的主脉，分别从胳膊内左右两边，另行向下穿过胛，夹脊柱两边的肉过髋关节，沿着髋骨外后侧，下行交会在腘中，再向下穿过腓肠肌，从外踝后部穿出，沿着京骨第五疏骨粗大隆起部抵达小趾外侧。

膀胱经如受邪气侵袭就会头痛，眼睛下陷，颈项僵直，脊痛，腰部疼痛得好像折断了一样，髀不能弯曲，腘无法活动，腓肠肌似乎被撕裂似的，这就是踝厥病。太阳经主筋所生的病，有痔疮狂癫，头脑颈项疼痛，目黄流泪，鼻出血，颈后、背、腰、臀、腘、腓肠肌及脚全都疼痛，小趾不能活动。脉气盛的，人迎处的脉象比寸口脉大两倍；脉气虚的，人迎处的脉象反比寸口脉小。

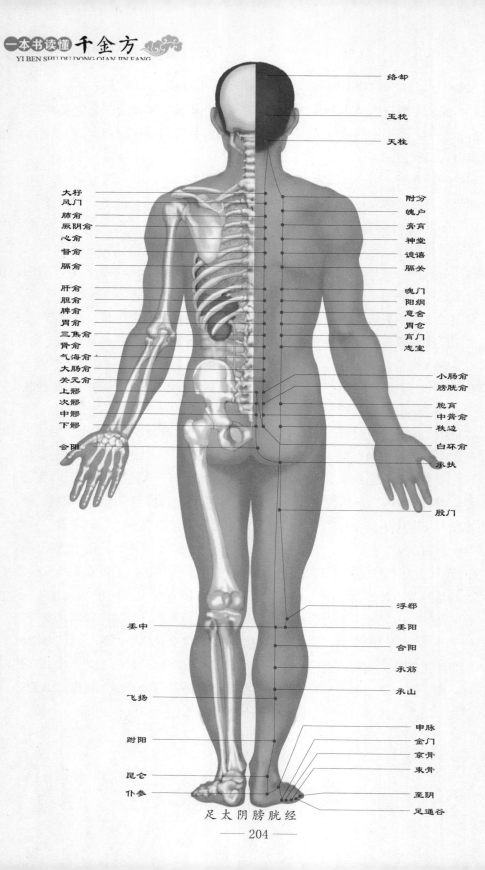

一本书读懂**千金方**
YI BEN SHU DU DONG QIAN JIN FANG

络却

玉枕

天柱

大杼　　　　　　　　　　　　　　　　　附分
风门　　　　　　　　　　　　　　　　　魄户
肺俞　　　　　　　　　　　　　　　　　膏肓
厥阴俞　　　　　　　　　　　　　　　　神堂
心俞　　　　　　　　　　　　　　　　　譩譆
督俞　　　　　　　　　　　　　　　　　膈关
膈俞

肝俞　　　　　　　　　　　　　　　　　魂门
胆俞　　　　　　　　　　　　　　　　　阳纲
脾俞　　　　　　　　　　　　　　　　　意舍
胃俞　　　　　　　　　　　　　　　　　胃仓
三焦俞　　　　　　　　　　　　　　　　肓门
肾俞　　　　　　　　　　　　　　　　　志室
气海俞
大肠俞　　　　　　　　　　　　　　　　小肠俞
关元俞　　　　　　　　　　　　　　　　膀胱俞
上髎　　　　　　　　　　　　　　　　　胞肓
次髎　　　　　　　　　　　　　　　　　中膂俞
中髎　　　　　　　　　　　　　　　　　秩边
下髎　　　　　　　　　　　　　　　　　白环俞
会阳　　　　　　　　　　　　　　　　　承扶

殷门

浮郄
委中　　　　　　　　　　　　　　　　　委阳
合阳
承筋
承山

飞扬

申脉
金门
跗阳　　　　　　　　　　　　　　　　　京骨
束骨

昆仑
仆参　　　　　　　　　　　　　　　　　至阴
足通谷

足太阴膀胱经

—— 204 ——

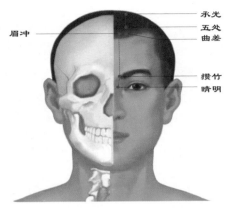
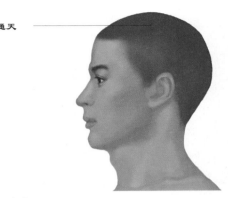

足太阳膀胱经局部

膀胱虚实第二

膀胱实热

太阳经实（右手尺中神门以后脉象阳实）、足太阳经实（左手尺中神门以后脉象阳实）都可以引起膀胱实热，但两种的病症表现却不同，患太阳经实的患者会小便困难，膀胱、肚脐下处疼痛，头脑发眩钻痛，情绪低落易烦躁，易发牢骚，脊梁后背僵硬，不能弯曲；足太阳经实的患者，往往会腰疼，仰俯伸屈艰难，腰部僵硬，无法劳动。

除热汤

【组　方】　石膏八两，栀子、茯苓、知母各三两，生地黄、淡竹叶各一升，蜜五合（即半升）。

【用法用量】　将药方中的药分别研成细末，加水七升煮后再取药汁两升，滤去渣，以蜂蜜调和煎煮，沸后两次分三次服用。腹痛、腹泻者可添加芒硝三两。

治膀胱热病不已，舌干咽肿方。

【组　方】　蜜七合，升麻、大青各三两，射干、生元参、黄柏、蔷薇根白皮各四两。

【用法用量】　将七味中药研成细末，先加水七升煮取药汁一升，过滤去渣，加入蜜煮两成沸，取汁液分多次含服。

膀胱虚冷

足太阳经虚（左、右手尺中神门以后脉象阳虚）可以引起膀胱虚冷，患者怕风吹、易患脚疾，极易扭脚和腿部水肿、转筋。左手阳虚引起者身体偏于瘦弱，脚外踝后部常会疼痛，腹部疼痛以及腰背硬直酸痛，屈伸不得，右手阳虚引发者易患耳疾，耳朵不灵敏，听力有障碍，身体肌肉易抽搐。

治膀胱虚冷食欲不振，面呈黑炭色，腰痛乏力方。

【组　　方】　黄芪、茯苓各三两，杜仲、五味子各四两，白术、白石英各五两，磁石六两。

【用法用量】　将方中的七味药，研成细末，加水九升煮沸后取药汁三升服用，每日三次。

胞囊论第三

胞囊是贮存津液和尿液的器官。肾、膀胱发病可通过胞囊显现出来。如果胞囊发涩，小便不畅，尿液发黄则表明肾脏有热火炎症。如果小便频繁且尿液多发白则表明膀胱受寒邪所侵，由于寒气晚上易存于体内，则晚上尿偏多。身体有热火需下泻，身体虚弱要滋补，阴阳调和，身体会无病无灾。

治胞屈僻膀胱屈曲折叠（尿液不在胞囊，津液不通，伸展困难）可将大葱叶去掉尖头，插入阴茎中三寸深，用嘴轻轻吹气至胞囊胀起止。

◀榆皮通滑泄热煎▶

治由肾热导致的阴囊潮湿，燥热，小便不畅，呈红黄色，还能治妇女难产。

【组　　方】　蜂蜜、榆白皮、葵子各一升，车前子五升，滑石、通草各三两。

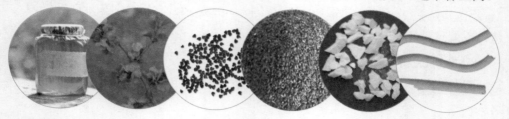

【用法用量】　将方中的六味药，五味研成细末后加三斗水煎煮，取药汁七升，滤渣，以蜂蜜调和再煎煮，沸后取药汤三升，每日三次，每次服用一升。

滑石汤

治膀胱发炎燥热，尿液呈橙色。

【组　　方】　黄芩三两，榆白皮四两，车前子、冬葵子各一升，滑石八两。

【用法用量】　将方中的五味药，研成细末，加水七升煮，熬好后取药汁三升，每次服一升。

榆皮汤

治膀胱炎症，体虚易劳，尿液发白且有杂物。

【组　　方】　榆白皮二斤。

【用法用量】　将榆皮切碎加二斗水煮，取煮汤五升，每次一升，分五次服用。

灸法

　　治腰痛，小便不畅，受胞转之苦，可灸玉泉七壮，穴位在关元穴下方一寸。大人从心向下量取八寸即是玉泉穴，小儿可根据其实际情况取穴，也可灸第十五椎五十壮，也可灸脐下一寸，还可灸脐下四寸，有多少岁灸多少壮。

三焦脉论第四

　　三焦的经脉叫"手少阳经"，起于无名指尖端，上行小指与无名指中间，沿手背上行腕部，出前臂外侧两骨中间，穿过肘，沿上臂外侧上肩，交出足少阳经的后面，入缺盆，行于两乳之间的膻中，与心包联络，下膈膜，依次联属于上、中、下三焦。它的一条支脉，从胸部的膻中处上行，出于缺盆，并向上走行到颈项，挟耳后，再直上而出于耳上角，并由此环曲下行，绕颊部，而到达眼眶的下方。又一支脉，从耳后进入耳中，复出耳前，过足少阳经客主人穴的前方，与前一条支脉交会于颊部，由此再上行至外眼角，而与足少阳胆经相接。

　　由于外邪侵犯本经所发生的病变，为耳聋、喉咙肿、喉痹。手少阳三焦经上的腧穴主治气所发生的疾病，其症状是自汗出，外眼角疼痛，面颊疼痛，耳后、肩部、上臂、肘部、前臂等部位的外缘处都发生疼痛，无名指不能活动。这些病征，属实的就用泻法，属虚的就用补法；属热的就用速刺法，属寒的就用留针法；

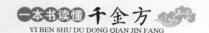

脉虚陷的就用灸法，不实不虚的从本经取治。属于本经经气亢盛的，其人迎脉的脉象要比寸口脉的脉象大一倍；而属于本经经气虚弱的，其人迎脉的脉象反而会比寸口脉的脉象小。

三焦虚实第五

上焦似雾，上焦的气起于胃的上口，沿着食道穿过膈膜并布散于胸中，经过腋下，沿手太阴经向下运行到手，再回到手阳明经，向上到达舌头，又向下交于足阳明经，循足阳明经运行。上焦之气常与营气并行于阳二十五周次，并行于阴也是二十五周次，一个昼夜是一个循环，共五十周次，而后又回到手太阴经，即循行全身一周。人食用很热的饮食，刚刚吃下，还没有转化为水谷精气（即认为尚未转化为营卫之气）之时，就已经出汗了，有的是面部出汗，有的是背部出汗，有的是半身出汗，都不是按照卫气通常循行的路线，这是怎么回事呢？这是由于在外受到了风邪的侵袭，腠理开泄，毛孔张大而汗液蒸腾，卫气流泄于体表，也就不能按照原来的路线循行了。因为卫气的性质为剽悍滑利，行走迅速，遇到疏张的孔道就会从中流泄而出，这样一来就不能沿卫气本来循行的路线运行，这种情况就称为"漏泄"。上焦的作用是宣化蒸腾，像雾露一样弥漫并灌溉全身。

泽泻汤

治上焦，饮食下胃，胃气未定汗出，面背身中皆热。

【组　　方】泽泻、半夏、柴胡、生姜各三两，桂心、甘草各一两，人参、茯苓各二两，地骨皮五两，石膏八两，竹叶五合，莲心一升。

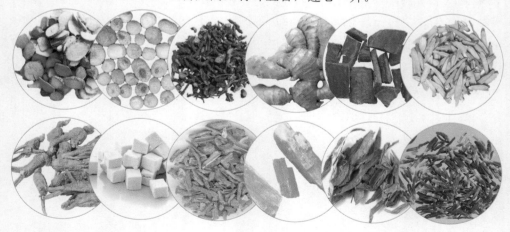

【用法用量】 以上十二味药研细末，用水二斗，煎取六升，分五次服用。

麦冬理中汤

治上焦热，腹满，不欲饮食，或食先吐而后下，肘挛痛。

【组　　方】 麦冬、生芦根、竹茹、廪米各一升，莲心五合，甘草、茯苓各二两，橘皮、人参、葳蕤各三两，生姜四两，白术五两。

【用法用量】 以上十二味药研细末，用水一斗五升，煎取三升，分三次服用。

治胸中膈气聚痛好吐方。

灸厥阴俞，穴在第四椎，两边各相去一寸五分，有多少岁就灸多少壮。

黄芪理中汤

治上焦虚寒，短气不续，语声不出。

【组　　方】 黄芪、桂心各二两，五味子、桔梗、干姜、茯苓、甘草、川芎各三两，丹参、杏仁各四两。

【用法用量】 以上十味药研细末，用水九升，煎取三升，分为三次服用。

黄连丸

治上焦冷下痢，腹内不安，饮食后易下泻。

【组　　方】 黄连、乌梅肉各八两，桂心二两，干姜、附子、阿胶各四两，椿皮、川芎、黄柏各三两。

【用法用量】 以上九味研为细末，加蜜制成如梧桐子大的药丸，饮下二十丸，逐渐增加至三十丸。

厚朴汤

治上焦闭塞干呕，呕而不出，热少冷多，好吐白沫清涎吞酸。

【组　　方】 厚朴、茯苓、川芎、白术、元参各四两，桔梗、附子、人参、橘皮各三两，生姜八两，吴茱萸八合。

【用法用量】 以上十一味药研细末，用水二斗，煎取五升，分为五服。

中焦似浸入胃中，中焦主导阳明经，阳明经又叫丰隆经。也是出自胃的上口，在上焦之后，胃所受纳的水谷之气，经过排泄糟粕、蒸发津液，进而化生出精微的物质，向上传注于肺脉，同时将水谷化生的精微物质化为血液，以奉养全身，这种气是人体内最宝贵的物质，能够独自通行于经脉之中，我们称之为营气。营气和卫气都是源自水谷精气，而血液也是水谷精气化生而成的，所以血与营卫之气，虽是不同名称，却来源于同一类物质。因此，血液亏耗过度的人不能再使其发汗，因为脱汗则卫气亦伤；而脱汗伤卫气的人也不能再用放血疗法。所以如果既脱汗又失血则死，仅有脱汗或仅有失血则尚有生机。中焦的作用是腐熟运化水谷，像沤渍食物一样使之发生变化。

大黄泻热汤

治中焦实热闭塞，上下不通，不吐不下，腹满喘急。

【组　　方】　川大黄（切，用水一升浸）、黄芩、泽泻、升麻、芒硝各三两，羚羊角、栀子各四两，元参八两，地黄汁一升。

【用法用量】　以上九味药研细末，用水七升，煎取二升三合，下大黄再煮两沸，去渣，下硝，分三次服。

蓝青丸

治中焦热下痢水谷。

【组　　方】　蓝青汁三升，黄连八两，黄柏四两，乌梅肉、地肤子、地榆、白术各二两，阿胶五两。

【用法用量】　以上八味药研为细末，以蓝青汁和微火煎，丸如杏仁大，用水服三丸，一日两次。

黄连煎

治中焦寒洞泄下痢，或因霍乱后泻黄白无度，腹中虚痛。

【组　　方】　黄连、石榴皮、地榆、阿胶各四两，黄柏、当归、厚朴、干姜各三两。

【用法用量】　以上八味药研细末，用水九升，煎取三升，去渣，下阿胶再煎完全溶解，分三次服。

治四肢不可举动，多汗洞痢方。

灸大横有多少岁就灸多少壮，穴在挟脐两边各二寸五分。

下焦分别清浊，将糟粕输送到回肠，然后将水液渗入到膀胱。所以，水谷同时进入胃里，经过胃的腐熟消化和小肠的分别清浊后，形成的糟粕部分便向下被输送到大肠，那么其中清的就是水液部分，渗入下焦的膀胱。酒是由谷物发酵而酿成的液体，酒气剽悍清纯，所以即使它在谷物之后入胃，也会在食物消化之前排出体外。下焦的作用是分别清浊，排泄糟粕，像沟渠排水一样。

柴胡通塞汤

治下焦热大小便不通。

【组　　方】　柴胡、羚羊角、黄芩、橘皮、泽泻各三两，淡豆豉一升，生地黄一升，芒硝一两，栀子四两，石膏六两。

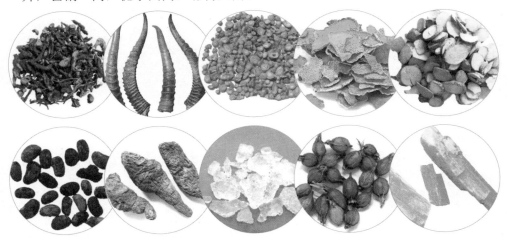

【用法用量】　以上十味药研细末，用水一斗，煎取三升，去渣，放入芒硝，分为三次服用。

赤石脂汤

治下焦热或下痢脓血，烦闷恍惚。

【组　　方】　赤石脂八两，乌梅二十枚，栀子十四枚，糜米一升，白术、升麻各三两，干姜二两。

【用法用量】　以上七味药研细末，用水一斗煮米，取熟去米下药，煎取二升半，分为三次服用。

淡豆豉汤

治下焦热毒痢，杂痢赤血，脐下小腹绞痛不可忍，欲痢不出。

【组　　方】 淡豆豉、薤白各一升，黄连、黄柏、白术、茜根各三两，栀子、黄芩、地榆各四两。

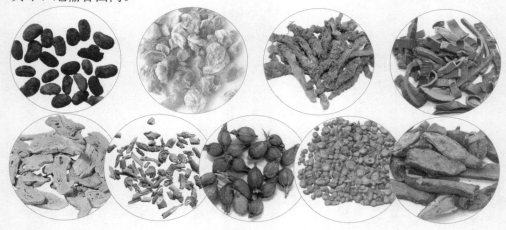

【用法用量】 以上九味药研细末，用水九升，煎取三升，分三次服用。

治膀胱三焦津液下，大小肠中寒热，赤白泻痢，及腰脊痛，小便不利，妇人带下方。

灸小肠俞五十壮。

黄柏止泄汤

治下焦虚冷，大小便洞泄不止。

【组　　方】 黄柏、人参、地榆、阿胶各三两，黄连五两，茯苓、樗皮各四两，艾叶一升。

【用法用量】 以上八味药研细末，用水一斗，煎取三升，去渣，下阿胶，消尽，分三次服用。

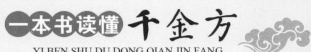

古今计量单位对照与换算

一、重量单位对照表

1厘：约等于0.03125克。

1分：约等于10厘（0.3125克）。

1钱：约等于10分（3.125克）。

1两：约等于10钱（31.25克）。

1斤：约等于16两（500克）。

二、古代医家用药剂量对照表

1方寸匕：约等于2.74毫升，或金石类药末约2克；草本类药末约1克。

1钱匕：约等于5分6厘，或2克强。

1刀圭：约等于1方寸匕的1/10。

1撮：约等于4刀圭。

1勺：约等于10撮。

1合：约等于10勺。

1升：约等于10合。

1斗：约等于10升。

1斛：约等于5斗。

1石：约等于2斛或10斗。

1铢：一两等于24铢。

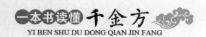

1枚：以体积较大者为标准计算。

1束：以拳头尽量握足，去掉多余部分为标准计算。

1片：以1钱的重量作为1片计算。

1茶匙：约等于4毫升。

1汤匙：约等于15毫升。

1茶杯：约等于120毫升。

1饭碗：约等于240毫升。

三、古今计量单位的换算

朝代	古一斤合今克
周	228.86
秦	258.24
西汉	258.24
新莽	222.73
东汉	222.73
魏	222.73
西晋	222.73
东晋	222.73
南齐	334.10
梁陈	222.73
北魏	222.73
北周	250.56
隋	668.19
唐	596.82
五代	596.82
宋	596.82
元	596.82
明	596.82
清	596.82